传统经典膏方

主　编
赵　霞　罗兴洪

顾　问
黄亚博

编　者（按姓氏笔画排序）
成　俊　汤玲玲　狄留庆
陈仁寿　罗兴洪　周惠芳
赵　霞　霍介格

人民卫生出版社
·北　京·

图书在版编目（CIP）数据

传统经典膏方 / 赵霞，罗兴洪主编 . -- 北京 : 人民卫生出版社，2024. 12. -- ISBN 978-7-117-37125-4

Ⅰ. R289.6

中国国家版本馆CIP数据核字第2024ED4766号

传统经典膏方

Chuantong Jingdian Gaofang

主　　编：赵　霞　罗兴洪

出版发行：人民卫生出版社（中继线 010-59780011）

地　　址：北京市朝阳区潘家园南里 19 号

邮　　编：100021

E - mail：pmph @ pmph.com

购书热线：010-59787592　010-59787584　010-65264830

印　　刷：北京华联印刷有限公司

经　　销：新华书店

开　　本：710 × 1000　1/16　　印张：21

字　　数：286 千字

版　　次：2024 年 12 月第 1 版

印　　次：2025 年 1 月第 1 次印刷

标准书号：ISBN 978-7-117-37125-4

定　　价：79.00 元

打击盗版举报电话：010-59787491　E-mail：WQ @ pmph.com

质量问题联系电话：010-59787234　E-mail：zhiliang @ pmph.com

数字融合服务电话：4001118166　E-mail：zengzhi @ pmph.com

主编简介

赵　霞

医学博士（后），南京中医药大学教授、主任中医师、博士生导师。国家中医药管理局高水平中医药重点学科中医儿科学学科带头人，儿童健康与中医药省高校重点实验室（南京中医药大学）主任。江苏省“333高层次人才培养工程”第二层次培养对象，江苏省中医药领军人才，江苏省高校“青蓝工程”中青年学术带头人。中华中医药学会儿科分会副主任委员，世界中医药学会联合会儿科专业委员会副会长，全国中医药高等教育学会教师发展研究会理事长，全国中医标准化技术委员会委员。国家自然科学基金会评审专家。首届全国高等中医药院校“优秀青年”；第二届江苏省中医药十佳青年之星。从事中医药防治儿童呼吸道过敏性疾病研究20余年，主持国家自然科学基金面上项目5项、标准化项目14项等。发布国家标准1项，获国家发明专利5项，创制院内制剂4个，转让专利1项、院内制剂2个。作为主要完成人，获得各级奖励20余次。主编“十四五”规划教材《中医儿科学》，以及英文教材、精编教材和其他规划教材等，先后主编、副主编、参编教材、专著60余本，发表学术论文180余篇。

主编简介

罗兴洪

中药学博士，主任中药师，研究员，博士生导师，江苏弘典中药产业研究院副院长，南京大学兼职教授、东南大学兼职教授，成都中医药大学兼职教授。江苏省中医药学会膏方专业委员会副主任委员，江苏省中医药学会中药创新专业委员会副主任委员，中国药学会知识产权研究专业委员会委员，海南南海健康产业研究院学术委员会首席食疗保健专家，教育部高等学校药学类专业教学指导委员会制药工程专业教学指导分委员会委员。主持国家、省部级课题近 10 项，先后获得省科学技术进步奖一等奖 2 项，获得国家科学技术进步奖二等奖 1 项，获得中国专利优秀奖 1 项，发表学术论文 70 余篇，主编出版学术专著 30 余部。

内容提要

膏是中医传统的丸、散、膏、丹、汤、酒、露、锭8种药物剂型之一，临床常称为“膏方”。膏方是在中医辨证论治的基础上，按照方剂学组方原则，优选药材用水煎煮，取煎煮液浓缩，加炼蜜或糖制成的半流体制剂。膏方分为内服和外用两类，在中医药发展过程中起到了重要作用。本书收集整理了中国传统经典膏方500余首，分类整理为十类膏方，即滋补类膏方、风湿痹痛类膏方、化痰止咳平喘类膏方、健脾和胃类膏方、外感类膏方、通便止痢类膏方、疮疡外用类膏方、美容养颜类膏方、五官类膏方、其他类膏方。每首膏方主要按“处方”“制法”“功效”“适应证”“用法”“来源”等进行编写。

本书既方便读者选用，又利于专家学者对我国历史上的传统经典膏方进行研究。

序

防病治病，养颜增寿
传统膏方种类多，滋补固本美名扬

作为儿科医生，最初对膏方态度谨慎。与膏方结缘，缘于10年前到云南开会，买了当地的干巴牛肉。那东西好吃，吃多了，让鲜少咳嗽的我久咳不愈。每每咽痒即咳，不拘时间地点。无论是半夜，还是正上门诊、上课，抑或登台演讲之时……说咳就咳，一咳就停不下来，咳嗽阵作，涕泪全出，狼狈尴尬至极。中药、中成药、镇咳药、抗生素、抗过敏药、抗支原体药……真是无计可施。适逢有一次去吴中讲课，听说当地东山的枇杷膏和白玉枇杷润肺止咳不错，于是买了不少。没想到，久治不愈的咳嗽咽痒竟彻底痊愈。这是我第一次感受到膏方的魅力。后来品尝到阿胶膏，起初只觉得美味，每天总要吃上几块，吃了一个冬天，因自幼脾虚而略带萎黄的面色竟也红润起来，虽未达到面若桃花，却也惹得许久未见的朋友见面总会夸上几句，询问吃了什么。想想也许和阿胶膏有关吧。前几年，有工作了的学生自制了核桃阿胶膏，寄给我品尝，味道和上市者比虽稍显软糯，确能养颜防病。

这些经历，加上每年冬天，不少患儿家长前来咨询要求开膏方，让我突然对膏方感起了兴趣。为此，我专门参加了医院组织的膏方培训班，通过系统的培训，同时博览古籍，寻求古方，勤思精研，对膏方颇有些许体会。对于儿科膏方的运用，体会更多些。既不能盲目进补，又不能拒补于千里之外。小儿为稚阴稚阳、纯阳之体，阳生阴长，处于不断生长发育中，通常情况不可妄投补益。外感之时，不可妄加补益，恐闭门留寇；小儿脾常不足，“脾健不在补贵在运”，不可任用滋补，恐碍滞脾运；小儿肾常虚，肾气不固，但生机蓬勃，发育迅速，不可随意进补，恐早熟肥胖。诚然，大多数孩子不可过用补益，但对于气血阴阳不足，体弱多病者，正确运用膏方，扶正祛邪，补中有运，补不碍滞，清补而不滋补，“因质制宜”，就可事半功倍。

古人云“四季脾旺不受邪”，脾胃功能健旺，人体就不容易感邪生病。如何才能“脾旺”？现代中医儿科大家江育仁教授提出“脾健不在补贵在运”理论，指出运脾是关键。脾为后天之本，临床上最常见的儿科肺系病、脾胃病、肾系病，如反复呼吸道感染、哮喘、厌食、泄泻、生长发育迟缓等，通过调理脾胃，恢复后天之本脾胃的转运之机是防病治病的关键。以现代儿科临床常见病厌食为例，笔者根据多年的临床实践，认为脾失健运、食积内停为小儿厌食发病之关键，也是儿科常见脾胃病和肺系病的重要病因，治疗上强调消积运脾在儿科运脾中的重要地位。笔者认为“小儿厌食常夹积”，提出“醒脾燥湿，以燥为运”“消食化积，以消为运”“培助中土，以补为运”三法，尤以消食化积为要。以三法并行治疗小儿厌食，形成了“小儿厌食运脾重消积”的特色诊疗体系。通过反复筛选、临床疗效验证，精心拟成消积运脾方（曾名运脾消食方），该方已获得国家发明专利。由该方制作的协定膏方在医院使用多年，具有运脾开胃、消食助长之功，用于乳食积滞、脾失健运引起的小儿厌食、消化不良，症见食欲不振、纳少、生长迟缓，常伴有以下任一积食表现，脘腹胀满或疼痛、有口气、夜寐磨牙、喜俯卧睡觉、大便夹不消化物、舌苔厚腻等，每获验效。兹分享如下：组方9味，其中8味为药食同源之药，药物剂量轻清，符合小儿脏器轻灵、随拨随应的特点。方中苍术味辛、苦，性温，入脾、胃、肝经，功善燥湿运脾，化脾家之湿，正合《黄帝内经》“脾苦湿，急食苦以燥之”之理。白术味苦、甘，性温，入脾、胃经，甘补脾，温和中，苦燥湿，鼓动脾气升生。清代张隐庵《本草崇原》云：“凡欲补脾则用白术；凡欲运脾则用苍术；欲补运相兼，则相兼而用。”清代黄元御曰："白术守而不走，苍术走而不守，故白术善补，苍术善行。"脾失健运，气机困遏，二术同用，运补兼施，解湿邪之困，恢复脾运胃纳的生理功能，共为君药。薏苡仁味甘、淡，性微寒，入脾、胃、肺经，功用健脾利湿，合苍术、白术则健脾燥湿之效更强。山药味甘，性平，入脾、肺、肾经，健脾益胃，平补肺、脾、肾三阴之不足，与上药同用，燥湿健脾而无伤阴之弊。山楂，味酸甘，性微温，善消肉油之积；麦芽消食行气，健脾开胃；鸡内金味甘，性平，功用消食健胃。三药消食和胃以助运，均采用炒焦炮制方法，体现了"焦香醒脾"的理论。以上共为臣药。陈皮味苦、辛，性温，入脾、胃、肺经，理气和中，行气助运，陈皮能行能散，为理气运脾之要药；莪术味辛、苦，性温，归肝、脾经，功用行气活血，又兼消食助运。二者俱为佐药。以上诸药合用，消中有补，燥中有润，共奏运脾开胃、消食助长之效，以助脾胃恢复纳运之机。

由于调理类药方宜较长时间服用，受剂型和口感所限，小儿服药常常困难，且不能坚持。相对于汤、丸、散等剂型，膏方可以将药物加工浓缩，并使用糖类进行矫味，更易被儿童接受。膏方亦称"膏滋"，为中医学汤、酒、露、膏、丹、散、丸、锭 8 种剂型之一，是通过反复煎煮，去渣、取汁，复煎、浓缩，再添加辅料、细料等，制作成的半流质稠厚膏状剂。儿科膏方其补益不可生内火，养阴不能滋腻碍胃，消导不宜峻烈伤正，燥湿不应伤阴耗气。本方制成清膏，配伍精细，膏虽小而精，但效专力宏，直达病位又整体调控。临床因口感好，服用方便，深得患儿喜爱。1 个月为 1 个疗程，可服用 2～3 个疗程。大多数患儿服用一个疗程后，身高、体重均有增加，且能明显改善患儿食欲、增加食量、减轻口气，治疗后面色、精神、嗳气、腹胀腹痛、挑食、夜寐翻覆或俯卧、磨牙呓语哭闹、大便均有不同程度改善。

膏方种类繁多，按适应证可分为补益膏方、治疗内服膏方、治疮类膏方等，按使用方法可以分为内服膏和外用膏，按添加成分可以分为清膏、素膏、荤膏等，按加工方式可以分为成品膏和定制膏……传统膏方是古代医家临床实践的智慧结晶，对于现代膏方的研究和使用有着重要的意义。本书收集整理了中国传统经典膏方500余首，分为滋补类膏方、风湿痹痛类膏方、化痰止咳平喘类膏方、健脾和胃类膏方、外感类膏方、通便止痢类膏方、疮疡外用类膏方、美容养颜类膏方、五官类膏方、其他类膏方十类膏方，供大家研究使用。值得注意的是，临床服用膏方，须辨证施用，由专科医生开具，不可盲目进补。

赵 霞

二〇二四年正月初一于仙林

前　言

膏方，是中医传统的丸、散、膏、丹、汤、酒、露、锭8种药物剂型之一，其中“膏”即“膏剂”，可分为外用和内服两种。外用膏剂是中医外治法中常用的剂型，一般称之为“膏药”。内服膏剂是一种具有强身治病、抗衰健体等综合作用的中药制剂，优点是体积小、含药量高、口味润滑、服用方便、特色明显、疗效肯定，临床应用广泛；对于以滋补为主的膏方，又称为“膏滋”。

膏方历史悠久，纵观中医膏方的发展历史，大体经历了萌芽、发展、成熟三大阶段。

萌芽阶段。膏方最早可追溯到长沙马王堆汉墓出土的成书于春秋战国时期的《五十二病方》和《养生方》。《黄帝内经》中有“豕膏”“马膏”的记载，但都属于外用膏剂。东汉张仲景《金匮要略》记载的大乌头煎、猪膏发煎等内服膏剂的制备方法已具现代膏方的雏形。东晋医家葛洪《肘后备急方》记载了多首既可外敷又可内服的膏方，如丹参膏、神明白膏，并阐述了当时膏方制剂用苦酒（即醋）与猪油作溶剂的特点。南朝医家陶弘景在《本草经集注》中专门对膏方制作的注意事项进行了详细阐述。南北朝时期陈延之《小品方》所载的单方——地黄煎，是目前发现的最早用于补益的滋补膏方。

发展阶段。唐宋金元时期是内服膏方从萌芽走向不断完善的发展阶段。唐代《备急千金要方》中，个别“煎”已与现代膏方大体一致，如苏子煎。宋代“膏”逐渐替代“煎”，用途日趋广泛。如宋代医家许叔微在《普济本事方》中记载了神传剪草膏、宁志膏、国老膏等治疗疾病的案例。南宋《洪氏集验方》收载的琼玉膏，是一直沿用至今的名方。金元时期，内服膏剂的称谓正式改为“膏方”。《御药院方》所载之太和膏，制法中有“膏成滴水中凝结不散”的描述，已与现代膏方制作工艺十分接近。同时，内服膏方也确立了具有补益和治疗作用的特点。

成熟阶段。明清时期膏方日益充实和成熟，膏方的命名正规，制作规范。“煎”转为水煎剂的同名或类似词，“膏”则成为滋补类方剂的专用名称。临床多以“某某膏”的方式命名，内服膏方逐步成为主流，应用范围逐渐扩大。明清膏方广为各类方药书籍记载，组方多简单，流传至今的膏方有洪基《摄生总要》的“龟鹿二仙膏”，龚廷贤《寿世保元》的“茯苓膏”，以及张景岳《景岳全书》的“两仪膏”等。明代医家王肯堂创立了多首膏方，在《证治准绳》中，多处应用膏方治疗疾病，如通声膏方、黄连膏、生地黄膏、甘露膏、牛膝膏，组方用药精当，制作及服用方法详细。明代外科学家陈实功《外科正宗》记载，在治疗外科疮疡疾病中，除较多应用紫霞膏、玉红膏、琥珀膏、大红膏、太乙膏、冲和膏、秘传敛瘤膏、阿魏化痞膏、追风逐湿膏等外用膏方外，还特别注重补虚托里内服膏方的应用。如原文记载：“大疮溃后，气血两虚，脾胃并弱，必制八仙糕，早晚随食数饼以接补真元、培助根本，再熬参术膏。”明末清初医家、吴门医派张璐在《张氏医通》记载了二冬膏、集灵膏等多首膏方。张璐用膏方治血证心得尤多，用药精当，善用《黄帝内经》及仲景方药，有些膏方用药 1 ～ 2 味即能取效。清代医家叶天士在《临证指南医案》《叶氏医案存真》中多处应用膏方，其中《临证指南医案》载膏方多达 60 余首。清代膏方不仅在民间流传，宫廷中亦广泛使用，如《慈禧光绪医方选议》有内服膏滋方 28 首。晚清时期膏方组成逐渐复杂，如张聿青《张聿青医案》专设“膏方”篇，专题记载了张聿青膏方医案，所收载的膏方用药往往已达二三十味，甚至更多，收膏时常选加阿胶、鹿角胶等，并强调辨证施膏，对后世医家影响很大。清代医家费伯雄在临床治疗中喜用琼玉膏、参术膏，并创立了许多膏方。费氏善用膏方治疗肺病，治咳主张和法缓治，注重正气，全面调理脏腑功能，不得唯独治肺。“以外科见长而以内科成名”的清代医家马培之在《马培之医案》中记载了马氏临床应用膏方取得良效的相关验案。他在膏方应用中尤其注重辨证论治，强调病无常病，药无常方，要临证细察。清代医家秦伯未进一步发展了膏方学术，著有《膏方大全》《谦斋膏方案》两本专著，对近代膏方发展贡献尤大。清代医家吴鞠通精于辨证、善于用药，在《温病条辨》《吴鞠通医案》中均有其应用膏方治疗疾病的记载。

膏方的临床功效显著。膏方既有滋补身体的作用，又有治疗和预防疾病的功效。现代研究表明，膏方能调节机体的免疫功能，增强人体抗应激能力，清除体内自由基，改善生理系统功能。具体来说，膏方具有如下特点。

扶正补虚。膏方的主要作用为扶正补虚，调阴阳，补脏腑，益气血，助正气，提高机体的抗邪及康复能力。扶正多用补虚方药，即用滋补强壮的药物，以补益人体脏腑气、血、阴、阳之不足，改善人体虚弱状态，治疗各种虚证。膏方通常将补气、补血、补阴、补阳四类综合运用于临床。

调理体质。目前中国人的体质大体可分为平和质、气虚质、阳虚质、阴虚质、气郁质、血瘀质、痰湿质、湿热质、特禀质。体质受先天遗传因素和后天环境因素的影响，在生长发育过程中，往往会出现偏颇的状态，这种偏颇导致了脏腑不协调，从而出现机体与心理的不适，表现为各种症状和体征，针对这种有证无病的偏颇体质，采用辨体施膏，通过调理体质，调整偏颇，可使患者获得健康。

抗衰健体。中医学认为衰老主要是由脾胃虚弱、肾气衰退、阴阳失调等引起的，通过膏方调治可以达到调理脾肾和调整阴阳平衡的目的，因而膏方能够抗衰老、健体强身。

防病治病。膏方可以用于治疗慢性疾病，针对不同患者的病症开具膏方防病治病，通过提高免疫功能，有助于防止疾病复发，预防外感，增强抵抗力。

膏方按使用方法可以分为内服膏和外用膏。

内服膏：是指可以直接服用或兑水、兑酒进行口服的膏剂（方），大多数的膏属于内服膏。

外用膏：一般是指含有毒性药材或为了直接到达病所，不宜内服，只能涂抹或粘贴在病变部位、脐或穴位的膏剂。

膏方按添加成分分类，可以分为清膏、素膏、荤膏等。

清膏：将中药饮片经过 2～3 次煎煮并加热浓缩而得到较稠黏的液体状膏剂，一般不加蜂蜜、糖类、胶类等辅料，相当于中药浓煎剂。

素膏：膏方加工收膏过程中，不加入动物类药物或动物胶，仅使用糖或蜂蜜作为辅料，前者可称为“糖膏”，后者可称为“蜜膏”。

荤膏：膏方中添加了动物类药物，如胎盘、鹿鞭、海马等，或在加工收膏过程中，除了使用糖或蜂蜜外，还添加了动物类胶质作为辅料，如阿胶、龟甲胶、鳖甲胶、鹿角胶等。

膏方按加工方式分类，可以分为成品膏和定制膏。

成品膏：药厂或医疗机构遴选一些组成单纯而疗效确切的处方，按法规要求批量生产加工成膏剂，以中成药或保健品的方式销售。这些膏方的药味一般不多，组成比较简单，适用的人群范围较为广泛，如益母草膏、二冬膏、二仙膏、龟苓膏、枇杷膏等。使用者可结合自己的实际情况，在医生指导下合理选用。

定制膏：医生根据患者的身体状况进行辨证处方，由符合相关规定的加工机构代为加工。每一剂膏方只适合患者本人服用，一人一方，个体化给药，针对性更强。

此外，膏方也可以按适应证分为补益膏方、治疗膏方、治疮类膏方、风湿疼痛用膏方等，本书是按适应证，同时结合了使用方法进行分类的。

随着经济的繁荣和人民生活水平的不断提高，大众对健康需求的日益提升，中医药治未病优势的充分发挥，膏方作为中医药“治未病”的重要手段，在亚健康干预、体质调理、疾病防治中的运用更受关注。百姓自古就有冬令进补的习俗，古代就流传“冬令进补，开春打虎”之说。现在人们越来越重视膏方的使用，在长江三角洲地区，每年初冬还有“膏方节”。为了更好地研究和规范膏方，不少省市的中医药学会成立了膏方研究专业委员会，每年组织专家、学者召开膏方研讨会，交流膏方研究和使用心得，促进膏方的规范使用，造福了人民群众。

为了让膏方能在防病、治病过程中发挥更大的作用，我们组织了南京中医药大学、江苏省中医院、江苏省中医药发展研究中心、江苏弘典中药产业研究院等单位的专家学者，收集整理中国古代传统经典膏方，编撰了《传统经典膏方》一书。在编撰过程中，发现经典膏方与现代膏方存在如下特点，值得目前中医膏剂处方者关注和借鉴。

（1）经方用药较少。古代的膏剂经方，平均用药在 8 ～ 10 味，还有很多是单味中药，如地黄膏、白术膏、黄芪膏、枇杷膏、五味子膏等，也有很多用药 2 味的膏方，如楂梨膏、参术调元膏等，30 味以上的膏方较少。而目前医院开的膏方，大部分在 30 味以上，甚至七八十味。古代膏方讲君、臣、佐、使，现代开膏方常讲君方、臣方、佐方、使方。这是古今膏方最明显的不同。

（2）经方中常用一些油脂类成分。在古代膏方中，常用到酥、猪板油、猪油、猪膏、羊脂等油类，有的膏方中，还强调用腊月猪脂。此外，还有用乌鸡脂、牦牛酥、乳汁、鹅脂等。而在现代膏方中，几乎不会用到这些油脂类成分。用油脂一方面可以起到赋型的作用，另一方面也可以起到补益或滑利作用，如地黄羊脂煎中用到的羊脂，具有滑利之性。《备急千金要方》用其治疗久痢不愈，专门取其滑利之性来通虚中之留滞；其书后还有羊脂、阿胶、蜜、蜡、黍米作粥方，深谙炎帝《神农本草经》中补中寓泻的道理。

（3）常用一些树枝搅拌。早在春秋战国时期，中国就已有了铜勺和铁勺，可以在煎煮食物或药物时用来搅拌，但在唐宋之后的一些膏方中，特意规定用柳树枝、槐树枝、杨树枝搅拌，有的还规定用桃树枝、榴树枝、椿树枝、杏树枝、桑树枝等来搅拌。对于一些用油熬的膏，还规定煎煮时用槐树枝搅拌，其中柳树枝、槐树枝用得较多。用这些树枝搅拌，是将树枝中的有效成分溶解到膏剂中，起到治疗作用。如柳树枝，其味苦，性寒，归胃、肝经，具有祛风利湿、解毒消肿之功效，常用于风湿痹痛、小便淋浊、黄疸、风疹瘙痒、疔疮、丹毒、龋齿、龈肿等。而槐树枝煎煮后具有润肠通便、祛风除湿、消肿止痛、消炎杀菌、清肝明目、止血凉血的功效，可用于治疗肠风、崩漏、痢疾、头晕、目眩、耳鸣、胸闷、失眠、气短、心悸、心慌、目赤、痤疮、湿疹、风疹、疥癣、痈疮疔肿等症，对女性白带异味、外阴瘙痒、宫寒所引起的盆腔炎、附件炎、子宫内膜炎，男性阴囊潮湿，肛门瘙痒都有缓解治疗作用。这些树枝在今天膏方的制作过程中几乎见不到了。

（4）使用生汁或鲜品。在古代传统膏方中，常使用生药汁，如藕汁、生地黄汁、生薄荷汁、生姜汁、梨汁、萝卜汁、甘蔗汁、白果汁、茅根汁、麦冬汁、雪梨汁等，也有使用生品的，如生黄精、鲜生地黄、鲜天冬等。使用生汁、鲜品，可以最大限度地保留药物的有效成分，从而保证膏方质量。但由于现代城市远离农村，交通运输不便，要采用鲜品、生汁较难，因此，现代膏方很少使用鲜品生汁。

（5）去火毒。古代常将制好的膏方，密封后埋在土里或水里几天，以去火毒。火毒一般指药物的火热之性，通常是在制作膏剂过程中产生的具有刺激性的小分子杂质，在土里或水里埋藏一段时间后，相互之间发生化学反应，相互结合或中和，具有刺激性的小分子杂质会降低或消失。但现代所制膏方一般不去火毒，不过，现在制好的膏方放在冰箱里一段时间，也可以起到去火毒的作用。

研究古代经典膏方的配伍原则、制作方法、使用方法等，可以为现代膏方的发展起到一定的促进作用；也可以古为今用，让古代膏方焕发新的活力，为人民的健康事业作出新的贡献。为此，我们收集整理了中国传统经典膏剂 500 余个，并进行分类整理，分为滋补类膏方、风湿痹痛类膏方、化痰止咳平喘类膏方、健脾和胃类膏方、外感类膏方、通便止痢类膏方、疮疡外用类膏方、美容养颜类膏方、五官类膏方、其他类膏方。每种膏方按“处方”“制法”“功效”“适应证”“用法”“来源”等进行编写。由于古代度量衡经历了多次变革，中医方剂中常用的“两”在各个朝代中均有差异，如隋唐宋元一两多在 40g 以上，而到了明清时期一两约为 37.3g。本书剂量均采用国际通用计量单位进行换算，为方便读者理解与使用，均以一两 50g 换算。现代膏方熬煮往往需要 1000g 以上的处方用量，部分古代经典膏方方药剂量不够或是过大，可以同比例增加或减少处方总量进行使用。需要说明的是，这些膏方的使用须经医疗机构专业医生辨证开具。对于一些因为动物保护，明令禁止的中药材，根据国家相关政策规定进行了替换；对于一些不符合卫生习惯或已不常用中药材处方，直接删除该药或不收录该方。

虽然我们力求在尊重历史的基础上，做到更科学、规范、合理，但限于写作水平，书中不乏缺点和不足，还望广大读者批评指正。

《传统经典膏方》编委会

二〇二四年春于金陵

目 录

第一章 滋补类膏方

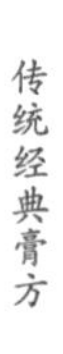

第二章

风湿痹痛类膏方

第三章 化痰止咳平喘类膏方

第四章

健脾和胃类膏方

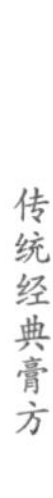

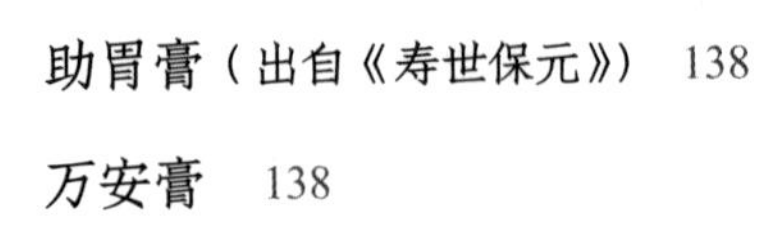

五、健脾和胃外用膏 139

第五章 外感类膏方

一、风寒感冒膏 144

二、风热感冒膏 146

二、通便膏 154

三、止痢外用膏 156

第七章 疮疡外用类膏方

二、祛腐生肌膏 176

三、消肿散结外用膏 182

第九章 五官类膏方

四、安神助眠膏　262

五、妇产科用膏方　266

第一章 滋补类膏方

滋补主要指具有补充人体气、血、阴、阳作用的药物和方法。滋补主要分为补气、补血、补阴、补阳4种。补气：人体在气虚时会出现乏力、自汗、语声低微、面色苍白等多种不良症状，还会出现易感冒、无精打采、精神不集中等多种情况。出现上述病症就需要采取补气的方法来进行治疗，临床上常用的补气药物主要有黄芪、人参、党参等。补血：指在人体出现血虚的情况下进行滋补的治疗方法，人体血虚会出现面色苍白，手脚冰凉，女性月经量减少、月经不调，失眠多梦，心悸等病症。此时可以遵医嘱通过服用大枣、阿胶进行补血，或者可服用党参、山药等药物进行补气生血。补阴：指补充人体阴液亏损的治疗方法，人体出现阴液亏损时会表现为潮热盗汗、五心烦热、心烦失眠、唇干口渴。临床上常用的滋阴药物有石斛、麦冬、玉竹、沙参等，大多都属于药性偏寒的清补药。补阳：指补充人体出现阳气亏损的治疗方法，人体阳气亏损时通常会出现手脚冰冷、面色苍白、腰膝酸软、男子遗精遗尿、五更泄泻等多种症状。当出现阳虚症状时，可遵医嘱使用一些补阳的药物进行治疗，如淫羊藿、巴戟天、杜仲、鹿角胶、紫河车等。在临床上，补气和补血往往同时进行，补阳常常通过温补肾阳实现。因此，对于滋补类膏方，本章按补气膏、补益气血膏、补肾壮阳膏、滋阴膏、补精益髓膏、延年益寿膏、滋补类外用膏进行分类介绍。

一、补气膏

◎ 元德膏

【处　方】人参、当归、麦冬各 100g，五味子 25g。

【制　法】上药用水 10L，煎至 2L，合熬成膏。

【功　效】补益心气。

【适应证】治闻雷即昏晕不省人事，此气怯也。

【用　法】每次服 3 匙，白滚汤调服。

【来　源】《串雅内编》。

◎ 人参汤

【处　方】人参 2000g。

【制　法】将人参切碎，水浸后煎煮，纱布滤去药渣，如此 3 遍，再将所滤药液加热浓缩，下入蜂蜜 500g，慢火熬至稠膏状。

【功　效】大补元气，养正调元。

【适应证】多欲之人肾气衰疲所致的咳嗽。

【用　法】每日 3 次，每服 1 汤匙，饭后服用，用生姜、橘皮煎汤化服。

【来　源】《景岳全书》。此方亦载于《保命歌括》，方名为丹溪人参膏。

◎ 人参膏

【处　方】人参 500g。

【制　法】人参去芦，不拘多少，切片，入砂锅内净水，文武火熬干一半，倾放瓶内。将渣又煎，又如前并之于瓶。凡熬 3 次，验参渣，嚼无味乃止。将3次所煎之汁滤去渣，仍入砂锅内，文武火慢慢熬成膏。入红参500g，只熬成1碗足矣。及成膏入碗，隔宿必有清水浮上，亦宜去之，
只留稠膏。

【功　效】大补元气，补脾益肺。

【适应证】用于元精内乏，虚劳之证。

【用　法】每服2～3匙，清米汤一口漱下。

【禁　忌】实证不宜。

【来　源】《寿世保元》。

◎ 黄芪膏

【处　方】黄芪600g。

【制　法】将上药切碎，水浸后煎煮，纱布滤去药渣，如此3遍，再将所滤药液加热浓缩，下入蜂蜜，收膏即成。

【功　效】补中益气，调荣养卫。

【适应证】阳虚自汗，痈疽不起，四肢无力，气虚下陷，男子遗精便血，妇女崩漏带下，痰嗽虚喘，形体羸弱。凡男女老幼一切气虚不足之症，并皆治之。

【用　法】每用10g，白开水冲服，或入煎剂，或用修合丸药，亦可。

【禁　忌】本方纯补，外感初起及邪实苔厚者非宜。

【来　源】《清宫配方集成》。

◎ 白术膏

【处　方】白术1600g。

【制　法】将上药切碎，水浸后煎煮，纱布滤去药渣，如此3遍，再将所滤药液加热浓缩，下入蜂蜜500g，收膏即成。

【功　效】补脾滋肾，益气化痰。

【适应证】诸虚劳损，饮食无味，精神短少，四肢无力，面色萎黄，肌肉消瘦，腰膝酸软，脾湿下注，遗精白浊，虚损劳伤。

【用　法】每晨用米饮煎服 10 ～ 15g。

【注　意】忌生冷、油腻、坚硬等物。

【来　源】《清宫配方集成》。此方亦载于《寿世保元》《类证治裁》。

◎ 加味茶汤方

【处　方】山药 150g，莲子肉 100g，芡实 100g，茯苓 300g，菱角米 100g，酥油 500g，炒扁豆 150g，薏苡仁 300g，糯米 100g，小黄米 100g，人参 100g，白糖 500g，白蜜 500g。

【制　法】上药将糯米、小黄米、菱角米打成粉状备用，然后将除酥油、白蜜、白糖之外的药物放入铜锅或不锈钢锅中，加入冷水浸泡 12 小时，水量以高出药面 15cm 为宜。先用大火将药液煮沸，再用小火煎煮，保持微沸，煎煮时应及时搅拌，并去除浮于表面的泡沫，以免药液溢出。煮 2 ～ 5 小时，过滤取出药液，药渣续加冷水再煎。第二次加水量以淹没药料即可，如法以煎煮 3 次为度。合并药液，静置沉淀，再用四层纱布过滤 3 次，尽量减少药液中的杂质。将制备好的米粉放入煎出的药液，再放在小火上煎煮蒸发浓缩，同时不断用筷子搅动药液，防止焦化，逐渐形成稠膏状。趁热用筷子取浓缩的药液滴于干燥皮纸上，以滴膏周围不见水迹为度，此谓清膏。白糖、白蜜先行炒透，随后与酥油一起放入稠膏状的药液中，用小火煎熬，并不断用筷子搅拌和匀收膏。

【功　效】健脾益气，滋阴养胃。

【适应证】用于老年男女劳病日久，胃气短少，不能进饮食。

【用　法】每日 3 次，每服 1 汤匙，饭后服用，用白开水送服。

【禁　忌】脾胃气滞者慎服。

【来　源】《良朋汇集经验神方》。

◎ 法制人参膏

【处　方】甘草 1000g，人参、檀香、白豆蔻、冰片各 50g。

【制　法】甘草熬膏，余药为末，和匀为膏。

【功　效】补益元气，轻身延年。

【适应证】治虚劳之证。

【用　法】随时细嚼。

【禁　忌】实证不宜。

【说　明】原方方名为“法制人参”，未对其剂型进行描述，为方便读者理解，故更名为法制人参膏。

【来　源】《串雅外编》。

◎ 参术膏

【处　方】生晒参、白术（土炒）各 500g，薏苡仁（炒熟）400g，莲肉（去心皮）300g，黄芪（蜜水炒）200g，茯苓 200g，神曲（炒）100g，泽泻 25g，甘草（炙）25g。

【制　法】将上药切碎，水浸后煎煮，纱布滤去药渣，如此 3 遍，再将所滤药液加热浓缩，下入蜂蜜，收膏即成。

【功　效】健脾益气，消食宽中。

【适应证】用于虚劳，脾胃虚弱，不能运用，或胀或泻之症。

【用　法】饮汤调服 25g。

【禁　忌】实证不宜。

【来　源】《古今医统大全》。

◎ 参术调元膏

【处　方】白术600g，人参150g。

【制　法】将上药切碎，水浸后煎煮，纱布滤去药渣，如此3遍，再将所滤药液加热浓缩，下入蜂蜜，收膏即成。

【功　效】健脾开胃，益气补虚。

【适应证】用于脾胃虚损之身体虚羸，纳呆食少，肌肤不荣等虚损诸症。

【用　法】每日服3～4次，白滚水冲服。

【来　源】《清宫配方集成》。此方亦载于《万病回春》。

◎ 楂梨膏

【处　方】山楂、甜梨各5000g，蜜200g。

【制　法】将山楂、甜梨去核，共捣取自然汁，入锅内慢火熬，入蜜200g，共熬成膏。

【功　效】健脾润肺。

【适应证】脾肺气虚之证。

【用　法】每次服1匙，每日3次。

【禁　忌】实证不宜。

【来　源】《寿世保元》。

◎ 猪膏汤

【处　方】猪膏、生姜汁、白蜜各1000ml，清酒500ml。

【制　法】将上4味药，搅拌均匀，慢火煎之如膏状即成。

【功　效】温中补虚，滋阴益气。

【适应证】妇人产后体虚，往来寒热，乏力自汗等症。

【用　法】随意酒服。

【禁　忌】实证不宜服。

【来　源】《千金翼方》。

◎ 甘露膏

【处　方】半夏 20g，熟甘草、白豆蔻仁、人参、兰香、升麻、连翘、桔梗各 50g，生甘草、防风各 100g，酒知母 150g，石膏 300g。

【制　法】将上药研为极细末，汤浸蒸饼，和匀成剂，捻为薄片，晒干，再碎如米粒大。

【功　效】补脾益气，清热泻火。

【适应证】消渴。饮水极甚，善食而瘦，自汗，大便结燥，小便频数。

【用　法】每次服 6g，淡生姜汤送服。

【禁　忌】阴虚火旺者不宜服用。

【来　源】《兰室秘藏》。此方亦载于《古今医统大全》《证治准绳》。

二、补益气血膏

◎ 疲乏困顿方

【处　方】酥、白蜜、油、糖、酒各 2000ml。

【制　法】上 5 味药，混匀后微火慢煎，合于铜器中，微火煎 20 沸，下之，准 7 日 7 夜，服之令尽。

【功　效】补益气血。

【适应证】用于诵读劳极，疲乏困顿。

【用　法】每次服 2 匙，每日 4 次。

【禁　忌】实证不宜服，忌生冷。

【来　源】《备急千金要方》。

◎ 内补当归建中膏

【处　方】当归 200g，芍药、生姜各 300g，甘草 100g，桂心 150g，大枣 20 枚。

【制　法】将上 6 味药切碎，水煮滤汁，如此 3 遍，再将药汁混匀后浓缩，若人虚甚，加入饴糖 300g 收膏；若失血过多，血流不止，则加入生地黄 300g 同前药煎，阿胶 100g 待药液浓缩后加入收膏。

【功　效】大补气血，缓急止痛。

【适应证】用于治疗妇女产后形体瘦弱，短气乏力，皮肤枯槁，肌肉消瘦，腹中绞痛，食欲不振等症。

【用　法】视病情轻重，不拘量，不拘时服用。

【禁　忌】实热、湿热型腹痛不宜服。

【来　源】《备急千金要方》。

◎ 代参膏

【处　方】嫩黄芪、当归身各 25g，肥玉竹 50g，化州橘红 15g。

【制　法】将上药切碎，水浸后煎煮，纱布滤去药渣，如此 3 遍，将所滤药液混匀浓缩为膏。

【功　效】大补气血。

【适应证】主治气血亏虚。

【用　法】每日 3 次，每次 10g，开水调服。此方可代参用。

【来　源】《验方新编》。

◎ 卫生膏

【处　方】人参、枸杞子、怀牛膝、天冬（去心）、麦冬（去心）、龙眼肉、鹿角胶、梨胶、霞天胶各 500g，黄芪（蜜炙）、熟地黄、炼蜜各 1000g，五味子 600g，羊（或牛）骨胶、龟甲胶各 400g。

【制　法】将人参、枸杞子、怀牛膝、天冬、麦冬、龙眼肉、黄芪、熟地黄、五味子切碎，水浸后慢火煎煮，纱布滤取药汁，如此 3 遍，再将所滤药汁混匀，慢火浓缩，再下入余药，搅拌均匀，收膏即成。

【功　效】益气养血，补益肝肾。

【适应证】主治五劳七伤，以及一切远年痼疾。

【用　法】开水或酒化服 15g，早晚各 1 次。

【来　源】《惠直堂经验方》。

◎ 小鹿骨煎

【处　方】鹿骨 1 具，枸杞根 1000g。

【制　法】将鹿骨、枸杞根分开煎煮，分别滤汁 3 遍后再混匀浓缩。

【功　效】填精补肾，益气养血。

【适应证】治一切虚羸。

【用　法】每次服 2 匙，每日 3 次。

【禁　忌】实证不宜服。

【来　源】《备急千金要方》。

◎ 犊髓全阳膏

【处　方】小牛犊儿（未食草者，产八日宰，遍捋去毛，开破洗净，肚肠全体不遗，大锅炖煮）1 只，黄芪（刮净皮）500g，官桂、良姜、陈皮、甘草（以上各切碎）、川椒（去白）各 200g，食盐 50g，好酒 1000ml。

【制　法】将上药并酒同入锅内，慢火熬至肉烂如泥，取骨捶髓，再入煎煮尽化，滤去肉、骨、药，但存稠汁，待冷用瓷器盛，冰箱保存。

【功　效】健脾开胃，补益气血。

【适应证】凡体气虚弱，动感疾病，羸瘦少食，似无大害，积久可忧，不惯服药者用之。

【用　法】凡遇吃饭、面食诸物，即取肉汁，任意调和食用，以尽为度。

【来　源】《奇效良方》。

◎ 治男子风虚劳损，兼时气方

【处　方】甘草 500g，石斛、防风、肉苁蓉、山茱萸、茯苓、人参、山药各 200g，桂心、牛膝、五味子、菟丝子、巴戟天、川芎各 150g，地骨皮 300g，丹参 100g，胡麻 1000g（煮取汁），牛髓 1500g，生地黄汁 500g，生姜汁 500g，白蜜 1500g，麦冬汁 1500g。

【制　法】将前 16 味药切为细末，水煮滤汁，煎取 3 遍，将汁液混匀浓缩，再放入胡麻汁、牛髓、生地黄汁、生姜汁、白蜜、麦冬汁，熬如饴糖状即膏成。

【功　效】祛风除湿，补益气血。

【适应证】用于脏腑虚弱而风冷客之，寒气搏于血气，血气不能温于肌肤，使人虚乏疲顿，致羸损不平复。

【用　法】每次服 1 匙，酒化服。每日 2 次。

【禁　忌】实证不宜服。

【来　源】《备急千金要方》。

◎ 治羸瘦膏煎方

【处　方】羊肝 1 具，羊脊膂肉 1 条，陈曲末 250g，枸杞根 5000g。

【制　法】将枸杞根切为细末，煎煮 3 次，滤取药液混匀，再将羊肝、羊脊膂肉切细，与陈曲末放入药液中煮，再入葱、豉、盐如熬汤法，待稠如饴糖时即成。

【功　效】益气养血，润泽肌肤。

【适应证】用于身体瘦弱，气短乏力，颜面无泽等症。

【用　法】随意食之。

【禁　忌】实证不宜服。

【来　源】《备急千金要方》。

◎ 地黄小煎

【处　方】干地黄末 1000g，胡麻油 500g，蜜 2000g，猪脂 1000g。

【制　法】以上 4 味铜器中煎，令水气尽，即膏成。

【功　效】益气养血，补益肝肾。

【适应证】用于五劳七伤，身体瘦削者。

【用　法】每次服 1 匙，每日 3 次。

【禁　忌】实证不宜服。

【来　源】《备急千金要方》。

◎ 当归膏（出自《古今医统大全》）

【处　方】当归（酒洗）700g，炒芍药 400g，生地黄（酒洗）250g，薏苡仁（糯米炒去粉）、炒白术各 500g，茯苓 300g，莲肉（去心）、炒山药各 250g，生晒参 150g，炙甘草 75g，陈皮、枸杞子各 200g。

内外俱热如蒸者，加青蒿汁 100g，银柴胡 50g，胡黄连 25g；内热蒸者，加地骨皮 10g，牡丹皮 100g，知母 50g，香附子 50g，乌药、延胡索各 100g；男女胃脘痛者，加草豆蔻 50g；寒者，加肉桂 50g；虚火阵阵作痛，加炒黑山栀仁 25g；头昏目晕者，加天麻、钟乳粉各 100g；头虚痛者，加大川芎 200g；咳嗽，加川贝母 150g，紫菀、五味子各 50g；肺热者，加麦冬 150g，天冬、桔梗、百部各 50g；足膝软弱或酸者，加牛膝 200g，石斛 100g；腰背痛者，加制杜仲 300g，橘核仁 50g。

【制　法】将上药切碎，水浸后煎煮，纱布滤去药渣，如此 3 遍，再将所滤药液加热浓缩，下入蜂蜜，收膏即成。

【功　效】补益脾胃，益气养血。

【适应证】用于脾胃虚弱。

【用　法】每次服 1 匙，每日 3 次。

【禁　忌】实证不宜。

【来　源】《古今医统大全》。

◎ 通经膏

【处　方】全当归 250g，酒川芎、苍术、熟地黄、乌药、半夏、大黄、酒白芍、制附子、吴茱萸、桂枝、红花各 100g，羌活、独活、防风、党参、黄芪、白术、山茱萸、白芷、细辛、荆芥穗、秦艽、制厚朴、青皮（醋炒）、陈皮、枳实、苏木、生香附、炒香附、生五灵脂、炒五灵脂、生延胡索、炒延胡索、生蒲黄、炒蒲黄、莪术（醋炒）、三棱（醋炒）、姜黄、威灵仙、草果、山楂、麦芽、神曲、槟榔、制天南星、杏仁、桃仁、菟丝饼、蛇床子、制杜仲、续断、熟牛膝、车前子、泽泻、木通、炙甘草、甘遂（煨）、葶苈、黑牵牛子（炒黑）、巴仁、益智、八角茴香、制川乌、五味子、高良姜、远志肉（炒）、黄连、炮穿山甲、炒木鳖仁、蓖麻仁、柴胡各 50g，炒蚕沙、飞滑石各 200g，发团 100g，皂角 80g。

生姜 100g，葱白、韭白各 50g，大蒜头、桂枝各 200g，槐枝、柳枝、桑枝各 400g，凤仙（全株）、菖蒲、干姜、炮姜、白芥子、艾叶、川椒、胡椒、大枣各 50g，乌梅 25g。

【制　法】两方共用油 12000g，分熬丹收。再入雄黄、枯矾、官桂、丁香、木香、降香、乳香、没药、砂仁、轻粉各 50g，牛胶 200g（酒蒸化）。俟丹收后，搅至微温，以一滴试之，不爆，方下。再搅千余遍，令匀，愈多愈妙。勿炒珠，炒珠无力，且不粘也。

【功　效】温经散寒，养血通经。

【适应证】用于血虚有寒，月经后期；或腹中积冷，临经作痛；或兼寒湿带下；或经闭，久成痞满肿胀之证。凡欲通者并宜之。

【用　法】上贴心口，中贴脐眼，下贴脐下，兼贴对脐、两腰等处。

【禁　忌】严禁内服。

【注　意】方中川乌、附子、半夏、天南星、甘遂、雄黄、轻粉有毒。此方量大，可以适当按比例减少剂量。

【说　明】根据国家相关法律法规，已禁止穿山甲入药，可选择蜈蚣、全蝎、地龙及植物药三棱、莪术进行替代。

【来　源】《理瀹骈文》。

◎ 蜜饵

【处　方】白蜜 2000g，胡麻油 500g，腊月猪脂肪、干地黄末各 1000g。

【制　法】上 4 味药，搅拌混匀，微火慢煎，令水气尽，药液如膏状即成。

【功　效】补益气血。

【适应证】用于体虚乏力，身体羸瘦，面色萎黄，纳差，女子月经量少等症。

【用　法】每次吃 1 匙，每日 3 次。稍加，以知为度，久服肥充益寿。

【禁　忌】实证不宜服。

【来　源】《千金翼方》。

◎ 琼脂膏

【处　方】生地黄（鲜者 10kg 洗净，细捣取其汁去渣）2000g，鹿角胶 500g，酥油 500g，白砂蜜（煎 1 ～ 2 沸，掠去面上沫）1000g，生姜（捣取其汁）100g。

【制　法】先以武文火熬地黄汁数沸，以绢滤，取净汁，又煎 20 沸，下鹿角胶，次下酥油及蜜，同煎良久。成膏，以瓷器取贮。

【功　效】补血养血，益气祛风。

【适应证】治血虚皮肤枯燥，消渴等证。

【用　法】每次服 2 ～ 3 匙，空心温酒调下。

【禁　忌】实证不宜。

【来　源】《医学正传》。

◎ 天地煎

【处　方】天冬（去心）100g，熟地黄 50g。

【制　法】上为细末，炼蜜为丸，如梧桐子大。

【功　效】滋阴养血。

【适应证】治心血燥少，口干咽燥，心烦喜冷，怔忡恍惚，小便黄赤，或生疮疡。

【用　法】每次服 100 丸，不拘时用人参煎汤送下。

【禁　忌】属湿热证者勿用。

【来　源】《奇效良方》。

◎ 宁心膏

【处　方】党参、酸枣仁各 150g，朱砂、乳香各 30g，薄荷 60g。

【制　法】上药除朱砂以外加水煎煮3次，合并滤液，加热浓缩为清膏，最后加蜂蜜，朱砂收膏即成。

【功　效】宁心安神，补血养阴。

【适应证】用于心火偏亢，阴血不足之证。

【用　法】空腹服用，每次1汤匙。

【禁　忌】实证不宜。

【注　意】朱砂有毒，剂量不宜过大。

【来　源】《普济本事方》。

◎ 龟背方

【处　方】麻黄、枳壳、芍药各10g，桂心、独活、防风、大黄各20g。

【制　法】上药切碎，水煮滤汁，如此3遍，将所滤汁液浓缩，加入蜂蜜收膏。

【功　效】祛风散寒，行气活血。

【适应证】小儿龟背。

【用　法】米饮调下。

【注　意】不宜过量服用。

【来　源】《保童秘要》。

◎ 石斛地黄煎方

【处　方】石斛200g，生地黄汁4000g，人参150g，桃仁250g，桂心100g，甘草200g，大黄400g，紫菀200g，麦冬1000g，茯苓500g，白酒4000ml。

【制　法】上药除生地黄汁和白酒外共为细末，合入生地黄汁、白酒，放入铜锅中，炭火上熬，放入鹿角胶500g，熬至药液减半，再放入饴糖

1500g、白蜜 1500g 和调，慢火煎至膏成。

【功　效】补气活血，滋阴温阳。

【适应证】用于妇女形体瘦弱，动辄气短，胸胁满闷等症。

【用　法】饭前服半匙，酒化服，每日 3 次。

【禁　忌】实证不宜服。

【来　源】《备急千金要方》。

◎ 填骨万金煎

【处　方】生地黄汁 1000g，甘草 50g，阿胶、肉苁蓉、麻子仁各 50g，桑白皮 40g，麦冬、干地黄 100g，石斛 75g，牛髓 150g，白蜜 500g，清酒 4000g，大枣 15 枚，当归 70g，干漆 100g，蜀椒 20g，桔梗、五味子、附子各 25g，干姜、茯苓、桂心各 40g，人参 25g。

【制　法】将上药（生地黄汁、阿胶、牛髓、白蜜除外）切为细末，浸于清酒内，微火慢煎，滤取汁，下入生地黄汁、阿胶、牛髓、白蜜，浓缩如饴糖状即成。

【功　效】补气养血，温肾散寒。

【适应证】用于内劳少气，寒疝里急，腹中喘逆，腰背疼痛等症。

【用　法】每次服 1 匙，每日 3 次。

【禁　忌】实证不宜服。

【来　源】《备急千金要方》。

三、补肾壮阳膏

◎ 补益鹿茸煎

【处　方】鹿茸 200g。

【制　法】将上药研末，以清酒2000ml，慢火煎熬至如膏状，盛于瓷器中。

【功　效】补肾壮阳，强筋健骨。

【适应证】用于精极，症见骨髓虚竭，齿焦发落，梦中失精，目视不明，耳聋体重。

【用　法】每于空腹及晚餐前以温酒调下半匙。

【禁　忌】证属实热者不宜。

【来　源】《普济方》。

◎ 太和膏

【处　方】当归（酒浸）、肉苁蓉（酒浸）、川芎各200g，小茴香300g，川楝子、补骨脂、楮实子、远志（去心）、白术、韭子、白茯苓、葫芦巴、枸杞子各150g，黄蜡75g，葱白10茎，胡桃50个（切作片）。

【制　法】上用鹿角15kg，东流河水1500L，铜灶铁锅2只，靠鹿顶截角，用赤石脂、盐泥于截处涂固之，勿令透气，于甑内蒸一炊时，用马蔺刷就热汤，刷去角上血刺、尘垢后，可长10～12cm截断鹿角，外将前件药14味拌和匀停，先铺l层角于锅内，角上铺1层药，如此匀作3层铺之。将河水添在药锅内，其水于角上常令高9cm，用无烟木炭慢慢煎熬，常令小沸，勿令大滚。外一锅内，专将河水煎汤，亦勿令大滚，却取河水添在熟汤内，住火候冷，将鹿角捞出，用生绢取汁，其药滓不用。外将药汁如前法再熬，更不用加水，如膏成滴水中凝结不散，方始成膏。

【功　效】填精壮阳，益气补血。

【适应证】用于诸虚不足，气血虚衰，精神减少，体瘦憔悴，行步艰难。

【用 法】每服 1 匙，空心暖酒化服。

【说 明】原方记载制法相对复杂，可精简如下：将上药切碎，水浸后煎煮，纱布滤去药渣，加入鹿角胶 500g 小火煎至膏状。

【来 源】《医垒元戎》。

◎ 五仁斑龙胶

【处 方】人参、天冬（去心）、麦冬（去心）、怀牛膝（去芦用）、甘枸杞子各 500g，老鹿茸（燎去毛，截 6cm 长，劈 2 片，水洗净）1000g。

【制 法】将上药均入大砂锅内，熬汁 5 次，将滓滤净，再熬至 5 碗，则成胶矣。

【功 效】壮阳益肾，生精养血。

【适应证】用于真阳元精内乏，以致胃气虚弱、下焦虚惫，以及梦泄自汗、头眩四肢无力。

【用 法】每次服 1 匙，每日 3 次。

【禁 忌】实证不宜。

【来 源】《寿世保元》。

◎ 长春方

【处 方】鱼鳔（蛤粉炒成珠）、棉花子（取仁，去尽油，酒蒸）、金樱子各 500g，白莲须、石斛各 400g，沙苑子、菟丝子、五味子各 200g，枸杞子 300g。

【制 法】将上药研为细末，取鹿角片 2500g，煮取汁液，滤去药渣，下入前药末，慢火浓缩至膏状。

【功 效】补肾填精，温阳益气。

【适应证】主治肾虚精冷之症。

【用　法】每次服 1 匙，每日 3 次。

【禁　忌】阴虚火旺者勿服。

【来　源】《种福堂公选良方》。

◎ 封脐膏（出自《寿世仙丹》）

【处　方】大附子 1 枚，甘遂、甘草各 50g。

【制　法】用酒 1000g，入上药，煮成膏，再入麝香 2.5g 调匀。分作 2 贴膏药。

【功　效】温肾助阳。

【适应证】用于下焦虚寒之阳痿、早泄之证。

【用　法】贴脐上，每日 2 次。

【禁　忌】下焦湿热之证不宜。

【注　意】方中附子、甘遂有毒。

【来　源】《寿世仙丹》

◎ 比天助阳补精膏

【处　方】甘草 80g，天冬、生地黄、熟地黄、远志、麦冬、肉苁蓉、蛇床子、牛膝、鹿茸、续断、羊胫骨、木鳖、紫梢花、谷精草、附子、杏仁、肉桂、菟丝子、肉豆蔻、川楝子各 6g，黄丹 300g，黄蜡 200g，雄黄、白龙骨、倭硫黄、赤石脂各 4g，乳香、没药、丁香、沉香、木香各 4g，麝香、蟾酥、阳起石、蛤芙蓉各 4g，麻油 760g（取干净铁锅一口，用砖架定三足，取白炭 15kg，慢慢煎煮，不可太急，恐损其药），槐树枝、柳树枝、桃树枝、榴树枝、椿树枝、杏树枝、杨树枝各 2 枝。

【制　法】下甘草，煎煮至没有响声为止。①下天冬、生地黄、熟地黄、远志、麦冬、肉苁蓉、蛇床子、牛膝、鹿茸、续断、羊胫骨、木鳖、紫梢花、谷精草、附子、杏仁、肉桂、菟丝子、肉豆蔻、川楝子。先将上述药物锉碎，再加水煎煮成炭，离火，用布过滤去渣，务必过滤干净，再置于砖架上固定，取如拇指大、长约 50cm 嫩桑条 1 根搅油。②下黄丹、黄蜡，将油烧开后，用茶匙抄黄丹慢慢加入油中，用桑枝不停搅拌，以滴水成珠不散为度，离火，摊开，待其变温，又置于砖架上。③下雄黄、白龙骨、倭硫黄、赤石脂，将上述 4 味药物捣研为细末，先将油加热，勿使其沸腾过盛，只需稍温即可，小火煎煮，不停搅拌，离火，摊开，待其变温，又置于砖架上。④下乳香、没药、丁香、沉香、木香，将上述 5 味药物捣研为细末，加入膏内，不停搅拌，小火煎煮至微温。⑤下麝香、蟾酥、阳起石、蛤芙蓉，将上述 4 味药物捣研为细末，加入膏内，不停搅拌。用小火煎熬，务必软硬适宜，以贴时不移动，揭之无痕迹为度。将膏取起，贮存于瓷罐中，密封其口，埋在土中三天三夜，去其火毒。

【功　效】添精补髓，助阳润肤。

【适应证】用于下焦虚冷，五劳七伤，半身不遂，腰膝酸软无力，男子阳事不举，阴精易泄；女子下元虚冷，经水不调，崩中带下而无子。

【用　法】取膏 20g，摊涂在厚红素缎绢上，贴脐下关元穴及背后肾俞穴。

【禁　忌】不可恃此而继续纵欲过度，否则更伤真元之气。

【注　意】方中木鳖子、附子、黄丹、雄黄、倭硫黄、蟾酥均有毒。

【来　源】《养生四要》。

◎　加减健脾阳和膏

【处　方】党参、茯苓、枇杷叶各 200g，白术、陈皮、厚朴、草豆蔻、桔梗、苍术、苏叶各 150g，木香、炒山楂、炒麦芽、炒神曲各 100g。

【制　法】将上药切碎，水浸后煎煮，纱布滤去药渣，如此 3 遍，再将所滤药液加热浓缩，下入蜂蜜 500g，收膏即成。

【功　效】温运脾阳，化湿行气。

【适应证】用于脾阳不足、湿邪内盛之痰多食少，脘痞腹胀，口淡无味，舌苔白腻。

【用　法】每次服 15g，白开水冲服。

【禁　忌】本方苦辛温燥，阴虚及热盛者不宜使用。

【来　源】《慈禧光绪医方选议》。

◎ 固阳膏

【处　方】生白矾 360g，黄丹 240g，干姜 400g，母丁香 120g，胡椒 240g。

【制　法】将上述药物捣研为细末，用醋调和成膏。

【功　效】温阳散寒，理气止痛。

【适应证】因女色成阴证者。

【用　法】药膏搽脐上，盖被，汗出即愈。

【注　意】方中白矾、黄丹有毒。

【来　源】《济世全书》。

四、滋阴膏

◎ 四汁膏

【处　方】姜汁、人乳各 40g，白萝卜汁、梨汁各 50g，蜂蜜 100g。

【制　法】上药除蜂蜜外，余药放入铜锅或不锈钢锅中，先用大火将药液煮沸，再用小火煎煮，保持微沸，煎煮时应及时搅拌，防止粘锅，煮 2 ～ 5 小时，待到锅中逐渐形成稠膏状，然后放入蜂蜜，用小火煎熬，并不断用筷子搅拌，和匀收膏。

【功　效】滋阴清热，行气化痰。

【适应证】治肺胃阴虚所致的痨证。

【用　法】早晚服用，每服 3 汤匙，饭后服用，用白开水送服。

【禁　忌】脾虚便溏者慎服。

【说　明】古方中有人乳，现可以不用或用牛乳、羊乳代替。原方并无方名，仅记载为“一方 专治痨症”，为方便读者查阅，故根据组方特点命名为四汁膏。

【来　源】《良朋汇集经验神方》。

◎ 养老膏

【处　方】莲子（去心研末）、芡实（去壳研末）、薏苡仁（蒸熟研末）各 500g，山楂、梨、藕各 250g。

【制　法】将山楂、梨、藕切碎，水浸后煎煮，纱布滤去药渣，如此 3 遍，将所滤药液混匀，慢火浓缩，下入药末，搅拌均匀，调为膏，酌量加白砂糖 200g，拌匀晒干，收贮食之。

【功　效】润燥清火，滋阴健脾。

【适应证】此膏老年人服之，大有补益。

【用　法】随意食之。

【来　源】《经验良方全集》。

◎ 地黄煎

【处　方】生地黄汁 2500ml，茯神、知母、玉竹各 200g，天花粉 250g，竹沥 150ml（一方用竹叶 100g），生姜汁、白蜜、生地骨皮各 1000ml，石膏 400g，生麦冬汁 500ml。

【制　法】将上药切碎，水煮滤汁，水煎 3 遍，将滤汁混匀后浓缩，再下竹沥、地黄汁、麦冬汁，微火慢煎至药液减少一半，再下生姜汁、白蜜，熬至如饴糖状即成。

【功　效】滋阴清热。

【适应证】用于各种热证。

【用　法】初服 2 匙，白天 3 次，晚上 1 次。渐加至每服 3 匙。

【禁　忌】寒证不宜服。

【来　源】《备急千金要方》。

◎ 生地黄煎

【处　方】生地黄汁 2000ml，生地骨皮、生天冬、生麦冬汁、白蜜各 1000g，竹叶 100g，生姜汁 300ml，石膏 400g，瓜蒌 250g，茯神、玉竹、知母各 200g。

【制　法】将上药饮片切碎，水煮后滤取汁液，放入生地黄汁、麦冬汁，微火煎至药液减半，再下入白蜜、生姜汁，浓缩至如膏状。

【功　效】清热凉血，滋阴生津。

【适应证】用于胸中烦热，渴喜热饮，小便黄赤，大便干结等症。

【用　法】每服 1 匙，白天 2 次，晚上 1 次。

【禁　忌】血寒证不宜服。

【来　源】《千金翼方》。

◎ 专翕大生膏

【处　方】人参、茯苓、阿胶、莲子各 1000g，龟甲（另熬胶）、鳖甲（另熬胶）、牡蛎、沙苑子、蒺藜、白蜜、枸杞子（炒黑）各 500g，乌骨鸡 1 对，鲍鱼、海参、白芍各 1000g，五味子、山茱萸各 250g，羊腰子 8 对，猪脊髓 500g，鸡子黄 20 个，芡实、熟地黄各 1500g。

【制　法】上药分为三组：血肉有情之品乌骨鸡、鲍鱼、鸡子黄、海参、羊腰子、猪脊髓煎煮滤汁，将所滤汁液文火熬成膏状；有粉无汁之品茯苓、莲子、芡实、牡蛎、白芍研为极细末；余药煎煮滤汁，熬如膏状。将三者混合，下入鹿角胶、龟甲胶、鳖甲胶、白蜜，搅拌均匀，微火熬至如膏。

【功　效】补益肝肾，滋阴生津。

【适应证】主治燥邪伤及肝肾之阴，上盛下虚，昼凉夜热，或干咳，或不咳，甚则痉厥者。

【用　法】每次服 1 匙，每日 3 次。

【禁　忌】有湿热证者不可服。

【来　源】《温病条辨》。

◎ 耆婆汤

【处　方】麻油 200g，牛酥 500g，葱白 20g，胡麻仁 50g，豉汁 100g，蜜 200g，酒 400g。

【制　法】先将麻油置于锅中烧开，再下葱白煎煮，煎煮至其颜色变黄，下牛酥、蜜、豉汁、胡麻仁等继续煎煮至沸腾，最后下酒，不断煎煮，直至膏成，收贮在干燥容器中保存。

【功　效】填髓补虚，养阴祛风。

【适应证】用于伤风导致的各种虚损。

【用　法】取 1 ～ 2 汤匙，口服，每日 1 次；或者用酒送服，效果也很好。

【说　明】若感觉发冷者，可酌加生姜汁 500g，加入干姜末亦可。

【来　源】《外台秘要方》。

◎ 滋阴健脾化湿膏

【处　方】西洋参、酸枣仁、当归、生杭芍、肉苁蓉、续断、浙贝母、盐黄柏、知母、山药各 150g，茯苓 300g，玉竹、制杜仲各 250g，生地黄 400g，狗脊 200g，甘草 100g。

【制　法】将上述药材都切碎，用水浸泡再煎煮，后用纱布滤去药渣，如此 3 遍，再将所滤药液加热浓缩，加入蜂蜜，搅拌收膏即成。

【功　效】清燥益阴，平肝醒脾。

【适应证】肝郁热滞，心虚肺燥，脾弱湿聚之证。症见手足浮肿，心急发热，烦热烦躁，自汗不能躺卧，坐睡朦胧，咳痰稠黏，心悸气怯，舌疮糜烂，食少饮多，身体瘦弱，左寸关弦数，右寸关滑数，尺弱。

【用　法】每次服 3g，白开水冲服。

【来　源】《清宫配方集成》。

◎ 三才膏

【处　方】天冬（去心）、地黄、人参各 500g。

【制　法】将上药加水煎成膏。

【功　效】养阴退蒸，益气健脾。

【适应证】骨蒸萎黄。

【用　法】取膏适量，白开水调服。

【来　源】《冯氏锦囊秘录》。

◎ 百补膏

【处　方】玉竹、枸杞子、龙眼肉、核桃肉、女贞子各 500g。

【制　法】将上药切碎，水浸后慢火煎煮，纱布滤取药汁，如此 3 遍，再将所滤药汁混匀，慢火浓缩，下入白蜜 500g 收膏。

【功　效】滋阴补肾，益气养心。

【适应证】主治心血、肾水不足及诸虚。

【用　法】开水调服 15g，早晚各 1 次。

【来　源】《惠直堂经验方》。

◎ 酥蜜煎

【处　方】酥 1000ml，白蜜 3000ml，芒硝 100g。

【制　法】上 3 味药合煎，搅拌均匀，煎至如膏状即成。

【功　效】滋阴生津，清热泻火，益气力。

【适应证】消渴所致的渴饮无度，心中烦热。

【用　法】欲渴即啜之，每日 6 ～ 7 次。

【禁　忌】寒证不宜服。

【来　源】《千金翼方》。

◎ 酥蜜膏

【处　方】酥、蜜各 1000ml。

【制　法】上 2 味药合煎，搅拌均匀，煎至如膏状即成。

【功　效】益气滋阴，养阴生津。

【适应证】消渴所致的口干喜饮、疲乏无力等症。

【用　法】每服 2 匙，每日 3 次。

【禁　忌】寒证不宜服。

【来　源】《千金翼方》。

◎ 骨填煎

【处　方】茯苓、菟丝子、山茱萸、当归、牛膝、制附子、五味子、巴戟天、麦冬、石膏各 300g，石韦、人参、桂心、肉苁蓉、远志各 400g，大豆卷 300g，天冬、牛髓各 500g，生地黄汁、天花粉汁各 2000ml，白蜜 1000g。

【制　法】将前 17 味药切碎，水煎后滤取汁，如此 3 遍，再将所滤汁液混合后浓缩，最后下入生地黄汁、天花粉汁、白蜜、牛髓，浓缩如膏状。

【功　效】补肾填精，滋阴生津。

【适应证】面黑耳焦，饮一溲二，溲似淋浊，如膏如油，腰膝酸软等症。

【用　法】每次服 1 匙，每日 3 次。

【禁　忌】实证不宜服。

【说　明】原文未注明附子是否进行炮制，由于生附子含有较多的乌头碱，毒性较强，可用制附子，其毒性相对较小，亦有补益肾阳的功效。

【来　源】《备急千金要方》。

◎ 填骨煎方

【处　方】茯苓、菟丝子、山茱萸、当归、牛膝、巴戟天、麦冬、五味子、远志、石斛各 90g，大豆黄卷 50g，石韦、人参、桂心、制附子各 60g，天冬 150g。

【制　法】将上述药物捣研为细末、过筛，备用。另取生地黄 5000g、生瓜蒌 5000g，舂研后绞榨取汁，于火上煎煮使之减半，分多次加入药中，并下白蜜 400g、牛髓 250g 一起同煎，小火慢煎，直至如糜粥。

【功　效】补肾填精，养阴清热。

【适应证】低热口渴。

【用　法】每次取 5g，口服，每日 3 次。也可用水冲服。

【禁　忌】忌酢物、鲤鱼、生葱、猪肉、冷水。

【注　意】方中制附子有毒。

【来　源】《外台秘要方》。

◎ 天池膏

【处　方】天花粉、黄连、人参、知母（去壳）、白术（炒，去芦）、藕汁、怀生地黄汁各 250g，五味子 150g，麦冬（去心）600g，人乳、牛乳、生姜汁各 100g。

【制　法】将前天花粉、黄连、人参、知母、白术、五味子、麦冬药切碎，水浸后煎煮，纱布滤去药渣，如此 3 遍，再将所滤药液加热浓缩，再下入藕汁、怀生地黄汁、人乳、牛乳、生姜汁，搅拌均匀，慢火熬至稠膏状。

【功　效】清热泻火，养阴益气。

【适应证】上、中、下消三消之证。

【用　法】将膏收入瓷罐内，用水浸 3 日，去火毒。每用 2 ～ 3 匙，咽之，或用白汤送下。

【禁　忌】实证不宜。

【说　明】古方中有人乳，现可以不用或用牛乳、羊乳代替。

【来　源】《寿世保元》。

◎ 地仙膏

【处　方】山药（末）、杏仁（去皮尖）各 500g，牛乳 1000g。

【制　法】将杏仁捣细，入牛乳、山药，拌匀绞汁。用新瓮瓶密封，重汤煮 1 日。

【功　效】养阴润燥，清肺生津。

【适应证】治诸燥证。

【用　法】每服 1 ～ 2 匙，空心温酒或汤下。

【禁　忌】实证不宜。

【来　源】《古今医统大全》。

◎ 滋阴抑火化湿膏

【处　方】玄参、生地黄、茯苓各120g，山茱萸60g，泽泻、山药、牡丹皮、麦冬、天花粉、菊花、茵陈蒿、川芎各80g，滑石、石斛、竹茹各100g，乌梅40个。

【制　法】共以水熬透，去渣，再熬浓汁，兑冰糖粉200g，加炼蜜为膏。

【功　效】滋阴养肝，抑火化湿。

【适应证】肝胃湿热内蕴、阴液不实之证之头晕口渴。

【用　法】每次服20g，白开水冲服。

【来　源】《清宫配方集成》。

◎ 乌梅荔枝汤

【处　方】乌梅（先用热水浸泡三五次，以去酸水，再取肉研烂）30枚，桂末20g，生姜300g，糖600g。

【制　法】先将生姜取汁，纳入余药，共同煎熬浓缩，直至膏成，瓷器收盛。

【功　效】生津止渴，养阴润肺。

【适应证】口渴。

【用　法】每用1匙，水调服。

【来　源】《普济方》。

◎ 藕汁膏（出自《类证治裁》）

【处　方】人乳、生地黄汁、藕汁、黄连、天花粉、姜汁各100g，白蜜600g。

【制　法】先将黄连、天花粉研为细末，将人乳、生地黄汁、藕汁放入锅中煮沸，然后用小火熬制成膏状，再将前药末下入锅中，不断搅拌，然后再放入姜汁、白蜜，搅拌均匀后用小火熬制成膏。

【功　效】滋阴清热，益胃生津。

【适应证】消渴证心肺有热而致的口干口渴。

【用　法】每日 3 次，每服 1 汤匙，饭后服用，噙化。

【禁　忌】脾胃虚寒者慎服。

【说　明】古方中有人乳，现可以不用或用牛乳、羊乳代替。

【来　源】《类证治裁》。

◎ 白藕汁膏

【处　方】黄连末、生地黄汁、牛乳汁、白莲藕汁各 500g。

【制　法】将生地黄汁、牛乳汁、白莲藕汁混匀后慢火浓缩，再下入黄连末，搅拌，煎至如饴糖状，即膏成。

【功　效】清热泻火，滋阴生津。

【适应证】消渴所致的口舌干燥，渴喜冷饮等症。

【用　法】每次服 1 匙，每日 3 次。

【来　源】《丹溪治法心要》。

◎ 生地黄膏（出自《仁斋直指方论·卷六》）

【处　方】石菖蒲 75g，北前胡、赤茯苓各 2g，蜜 50ml，生地黄汁 50ml

【制　法】将上药研为细末，入蜜、生地黄汁混匀，慢火浓缩为膏。每服半匙，紫苏煎汤，食后调下。

【功　效】滋阴清热，开窍养心。

【适应证】用于治热气乘心作痛。

【用　法】每服1汤匙，饭后服用。

【来　源】《仁斋直指方论·卷六》。此方亦载于《保命歌括》。

◎ 生地黄膏（出自《永类钤方》）

【处　方】石菖蒲、白蜜各150g，前胡、赤茯苓各30g，生地黄汁300g。

【制　法】上述药物放在一起捣烂为膏。

【功　效】滋阴清热，宁心止痛。

【适应证】用于治热气乘心所致的心痛。

【用　法】每日3次，每次1汤匙，紫苏汤送服。

【禁　忌】虚寒证慎服。

【来　源】《永类钤方》。

◎ 生地黄膏（出自《世医得效方》）

【处　方】生地黄250g，白蜜200g，人参50g，白茯苓100g。

【制　法】生地黄、人参、白茯苓切为细末，先将生地黄末加入水200ml、白蜜200g煎煮，待药液减少一半，下入人参末、白茯苓末，搅拌均匀即可。

【功　效】滋阴生津，益气健脾。

【适应证】用于治消渴所致的口干口渴。

【用　法】随意服食。

【来　源】《世医得效方》。此方亦载于《寿世保元》《证治准绳》。

◎ 地黄膏（出自《古今医统大全·卷四十六》）

【处　方】鲜地黄（捣汁）5000g，当归身500g，芍药、甘杞子各

250g，天冬 300g，川芎、牡丹皮各 100g，麦冬 300g，莲肉 200g，知母 150g，地骨皮 150g，生晒参、甘草各 50g。

【制　法】将上药切碎，水浸后煎煮，纱布滤去药渣，如此 3 遍，再将所滤药液加热浓缩，下入蜂蜜、鲜地黄汁，收膏即成。

【功　效】滋阴降火，养血清肝。

【适应证】用于治肝阳上亢所致头昏目胀之症。

【用　法】每次服 1 匙，每日 3 次。

【禁　忌】寒证不宜。

【来　源】《古今医统大全·卷四十六》。

◎ 地 黄 膏（出自《寿世保元》）

【处　方】生地黄（酒洗）500g，麦冬（去心）200g。

【制　法】将上药切碎，水浸后煎煮，纱布滤去药渣，如此 3 遍，再将所滤药液加热浓缩，下入蜂蜜，收膏即成，贮存于瓷罐内，埋入土中，去其火毒。

【功　效】清热凉血，养阴生津。

【适应证】主治肾阴亏虚之证。

【用　法】每次服 2 ～ 3 匙，空心白汤点服。

【禁　忌】实证不宜。

【来　源】《寿世保元》。

◎ 结阴便血生地黄膏

【处　方】生地黄（汁）、小蓟（汁）、砂糖（熬膏）、阿胶、侧柏叶、地榆（研末）各 50g。

【制　法】上用 4 味汁熬成膏，放入侧柏叶、地榆末，和匀。

【功　效】养阴止血。

【适应证】用于治肠燥便血。

【用　法】空心米饮调下3匙许。

【禁　忌】实证不宜。

【来　源】《古今医统大全》。

◎ 藕汁膏（出自《十便良方》）

【处　方】藕汁150g，生地黄汁150g，生薄荷汁50g，蜜50g，生姜汁50g，当归15g。

【制　法】将前5味药放入石器内慢火熬成稠膏。

【功　效】凉血解肌，养阴清热。

【适应证】阴虚火旺、血热不养肌之紫癜、汗斑。

【用　法】每次服15g，浓煎当归汤化下，不拘时候。

【禁　忌】皮肤见紫暗斑，肌肉刺痛之血瘀证禁用。

【来　源】《十便良方》，此方亦载于《杨氏家藏方》，在本方基础上去除当归。

◎ 养阴润燥膏

【处　方】火麻仁200g，杏仁50g，郁李仁100g，柏子仁80g，元明粉30g，枳实20g。

【制　法】上药共以水熬透去渣，再熬浓汁，兑蜜800g收膏。

【功　效】益气育神，养阴润燥。

【适应证】心气不足，阴分尚弱以致心悸气短，时有咳嗽，身肢觉软，脉左寸关弦软，右寸关沉缓。

【用　法】每次服1茶匙，白开水冲服。

【禁　忌】孕妇慎用。

【来　源】《清宫配方集成》。

◎ 射干膏

【处　方】射干、升麻、栀子仁、玄参各 110g，小豆卷 110g，黄柏 150g，赤蜜 120ml，地黄汁 120ml，大枣 20 枚。

【制　法】上除赤蜜并地黄汁外，切碎，后以水煎透，去渣兑入赤蜜与地黄汁，慢火再熬成膏。

【功　效】清心肺热，养阴生津。

【适应证】咽干口疮牙痛，心肺热盛。

【用　法】每次以少许细细含化，咽津。

【来　源】《普济方》。

◎ 阿胶膏

【处　方】阿胶、薤白、杏仁各 150g，白羊肾 3 对，黄牛酥 200g，羊肾脂 200g，山药 100g。

【制　法】阿胶捣碎，炒令黄，为细末；羊肾去筋膜，细切，与山药共杵为末；薤白细切；杏仁汤浸，去皮尖、双仁，麸炒为黄；羊肾脂煮，去滓。7 味药相和，于瓷瓶内贮之，蒸半日，令药成膏。

【功　效】滋阴养肺，纳气平喘，润肠通便。

【适应证】用于肺气喘，下焦虚伤。

【用　法】每服不计时候以暖酒调下 15g。

【禁　忌】肺气壅滞或痰热壅肺之气喘不宜。

【来　源】《十便良方》。此方亦载于《普济方》。

◎ 五味子膏

【处　方】五味子 500g，蜂蜜 200g。

【制　法】五味子水洗净，浸半日，煮烂滤去滓，再熬似饴，兑蜂蜜收膏。

【功　效】敛肺滋肾，生津敛汗，涩精止泻，宁心安神。

【适应证】体虚之失眠、久咳、久泻、自汗、遗精等症。

【用　法】空腹服用，每次 1 汤匙。

【禁　忌】本方滋补，失眠以火旺或湿热为主者，非本方所宜。

【来　源】《慈禧光绪医方选议》。

◎ 猪骨煎

【处　方】猪脊骨 1 条，酒 3000g，青蒿 50g，乌梅 10 个，柴胡、秦艽各 50g，白茯苓、当归、人参、川芎、肉苁蓉（酒浸）、巴戟天（去心，酒浸）、牛膝（酒浸）、小茴香（微炒）、补骨脂（炒）、五味子各 50g，鳖甲（去裙，炙）、沉香各 25g，鹿茸（酒浸，酥炙）、附子（炮，去皮脐）各 100g，蜜 250g。

【制　法】将猪脊骨敲碎，同酒、青蒿、乌梅、柴胡、秦艽慢火同煎，待药液减少一半，纱布滤去药渣，下入蜜 250g，熬如稀饴状。再将余药研为细末，下入前药中，搅拌均匀即可。

【功　效】滋阴补阳，益气除热。

【适应证】治男子、妇人发热等。若虚劳发热，热从脊骨上起，此药有神效，更宜细审病状服之。

【用　法】每服 2 匙，不拘时米汤饮下。

【来　源】《奇效良方》。

◎ 黄连膏（出自《证治准绳·类方·第五册》）

【处　方】黄连、牛乳、藕汁、生地黄汁各500g。

【制　法】先将三汁放入不锈钢锅中煎煮浓缩，然后将黄连打成粉状均匀散入锅中，继续煎煮浓缩成膏状即可。

【功　效】滋阴清热。

【适应证】用于阴虚火旺所致的消渴。

【用　法】取膏药用白开水化开吞服，每日10次。

【禁　忌】脾虚便溏者慎服。

【来　源】《证治准绳·类方·第五册》

◎ 黄连膏（出自《奇效良方·卷三十三》）

【处　方】黄连（碾为末）100g，牛乳汁200g。

【制　法】将上药混匀，慢火熬为膏。

【功　效】清热泻火，滋阴生津。

【适应证】用于口干口渴，喜冷饮。

【用　法】每次服1匙，每日3次。

【禁　忌】不宜过多服用。

【来　源】《奇效良方·卷三十三》。

五、补精益髓膏

◎ 鹿角胶煎

【处　方】鹿角胶1200g，生地黄汁500g，紫苏子汁100g，生姜汁500g，牦牛酥200g，白蜜1500g。

【制　法】先将生地黄汁、紫苏子汁、生姜汁等煎煮至沸腾 20 余遍，再下牦牛酥、白蜜 1000g，煎煮至沸腾 3 ～ 5 次，再下白蜜 500g 和鹿角胶末，充分搅拌使其均匀混合，待胶消殆尽则膏成。用容器贮存。

【功　效】填精温肾，益气补虚。

【适应证】用于五劳七伤，四肢沉重，百事不任，虚怯无力，昏昏欲睡，身无润泽，腰疼顽痹，脚弱不便，不能久立，胸胁胀满，腹中雷鸣，春夏手足烦热，秋冬腰膝冷痛，心悸健忘，肾气虚，五脏虚弱外受风邪之病。

【用　法】取 20g，空腹，酒送服，每日 2 次。

【禁　忌】忌羊肉、芜荑。

【说　明】此膏方补益五脏，益心力，充实骨髓，生肌肉，祛风补虚，使人耳聪目明，腰脚疼痛诸病效果好。

【来　源】《外台秘要方》

◎ 陆抗膏（出自《外台秘要方》）

【处　方】猪脂、生姜汁各 480g，羊脂、白蜜各 320g，牛髓 80g。

【制　法】先煎猪脂、羊脂及牛髓三物，再下生姜汁合煎，最后下白蜜，不断煎熬，反复浓缩，直至膏成。

【功　效】补虚疗损，填精益髓。

【适应证】用于百病导致的劳损，或者伤于风湿。

【用　法】取 10g，温酒送服，每日 1 次。

【禁　忌】忌芜荑。

【来　源】《外台秘要方》。

◎ 陆抗膏（出自《备急千金要方》）

【处　方】牛髓、羊脂各 1000g，白蜜、生姜汁、酥各 1500g。

【制　法】上 5 味药，先煎煮酥令熟，次纳生姜汁，再放入白蜜，最后放入羊脂、牛髓，后微火慢煎三沸，令水气尽，即膏成。

【功　效】填精补肾，益气养血。

【适应证】用于形体消瘦，畏寒怕冷，颜面无泽，虚损诸不足等症。

【用　法】温酒化服，随人能否，不限多少。

【禁　忌】实证不宜服。

【来　源】《备急千金要方》。

◎ 陆抗膏（出自《本草纲目》）

【处　方】羊髓、羊脂各 2000ml，白蜜、姜汁、酥各 3000ml。

【制　法】将上述药物一起煎熬成膏。

【功　效】补虚填精，祛风除湿。

【适应证】用于劳损风湿。

【用　法】取膏适量，温酒调服，不拘时服。

【来　源】《本草纲目》。此方亦出自《经心录》。

◎ 牛髓膏

【处　方】炼牛髓、胡桃肉、杏仁泥各 160g，山药末 320g，炼蜜 640g。

【制　法】将上述药物一起捣研为膏，加水煎煮 1 天，直至成膏。

【功　效】补精润肺，壮阳助胃。

【适应证】用于虚劳。

【用　法】取 1 汤匙，空腹服，每日 1 次。

【来　源】《本草纲目》。

◎ 党参膏

【处　方】党参 600g，当归、熟地黄各 300g，升麻 75g。

【制　法】将上药切碎，水浸后煎煮，纱布滤去药渣，如此 3 遍，再将所滤药液加热浓缩，下入蜂蜜，收膏即成。

【功　效】补血填精，益气升阳。

【适应证】用于虚劳内伤，身热心烦，头痛恶寒；懒言恶食，脉洪大而虚；或阳虚自汗，多梦纷纭；或气虚不能摄血；或泻痢脾虚，久不能愈，一切清阳下陷、元气不足之症。

【用　法】每次服 10 ～ 15g，用白开水冲服，或合丸药，或入煎剂，随症加入皆可。

【来　源】《清宫配方集成》。

◎ 还元膏

【处　方】人参、韭子各 100g，鹿角胶、仙茅、白茯苓、黑豆、乳汁、蜂蜜各 200g。

【制　法】共 8 味，除蜂蜜、乳汁以外，用水 1000g，煎沸，浓缩成 500g，再加入蜂蜜、乳汁，炼成膏，制成饼子。

【功　效】健脾养血，固精益寿。

【适应证】主治气血两虚之头晕、乏力之症。

【用　法】可常服不拘，汤酒送下。

【来　源】《寿世仙丹》。

◎ 补精膏

【处　方】牛髓（炼去滓）、胡桃（去皮，炒）、杏仁（去皮尖）各 200g，山药 250g。

【制　法】将胡桃、杏仁、山药共捣成膏，入炼熟蜜 500g，与牛髓和匀，入瓷器内，隔水煮 1 日。

【功　效】益肾填精，助胃润肺。

【适应证】主治虚损。

【用　法】每日空腹服 1 匙。

【来　源】《奇效良方》。此方亦载于《瑞竹堂经验方》。

六、延年益寿膏

◎ 神丹煎

【处　方】枸杞子 75g，杏仁 25g，生地黄汁 300g，人参、茯苓各 15g，天冬 125g，白蜜 500g，牛髓 100g，酥 500g。

【制　法】先将汁类药物一起合煎如饧，再入其他药物，反复煎熬，不断浓缩，直至入水不散，则膏成。

【功　效】补虚延年，暖宫悦颜。

【适应证】治疗妇女长时间宫寒无子，正常人可服。

【用　法】取 10g，酒送服，每日 1 次。

【禁　忌】忌鲤鱼、酢物。

【来　源】《外台秘要方》。

◎ 仙方凝灵膏

【处　方】茯苓 1500g，松脂 1000g，松仁、柏子仁各 500g。

【制　法】上 4 味药研为细末，过筛，依次入白蜜 1000g 中微火煎之，搅拌均匀，至如膏状即成。

【功　效】延年益寿。

【适应证】本方为平常保健之方，功能延年益寿，使身轻目明。

【用　法】每次服 1 匙，每日 3 次。

【禁　忌】实证不宜服。

【来　源】《千金翼方》。

◎ 茯苓膏（出自《备急千金要方》）

【处　方】茯苓、松脂各 2000g，松子仁、柏子仁各 1000g，白蜜 3000g。

【制　法】将茯苓、松脂捣碎，松子仁、柏子仁研为细末。先水煎茯苓、松脂 3 遍，纱布滤取汁，将 3 遍汁液混匀后浓缩，再下入松子仁、柏子仁、白蜜，搅拌均匀，微火煎之如膏状即成。

【功　效】强身健体，益寿延年。

【适应证】用于轻身明目，不老。发白更黑，齿落重生，延年益寿。

【用　法】每次服 1 匙，每日 3 次。

【禁　忌】实证不宜服。

【来　源】《备急千金要方》。

◎ 河车膏

【处　方】党参、生地黄、枸杞子、当归各 200g，紫河车 3 具。

【制　法】将上药切碎，水浸后煎煮，纱布滤去药渣，如此 3 遍，再将所滤药液加热浓缩，下入蜂蜜，收膏即成。

【功　效】补虚强壮，暖宫种子。

【适应证】用于男女诸虚百损，五劳七伤；或由先天禀受不足，元气虚弱，动转多病，不耐劳苦。男子肾虚阳痿，精乏无嗣；妇人子宫虚冷，屡经堕落，不成孕育，并皆治之。

【用　法】每早用黄酒冲服 3 ～ 5 茶匙。

【注　意】戒气怒、房劳，忌诸般血物、烧酒。

【说　明】紫河车可采用羊胎盘替代。

【来　源】《清宫配方集成》。

◎　秘传当归膏（出自《保命歌括》）

【处　方】当归 45g，生地黄、白术、白芍各 600g，熟地黄 120g，薏苡仁 320g，白茯苓 480g，莲肉、人参、地骨皮各 160g，山药 200g，枸杞子 600g，甘草、川贝母各 120g，麦冬 200g，五味子 40g，琥珀 5g。

【制　法】将上述药物切碎后加水 6000ml，小火煎煮，若变干则再加水 6000ml，如此煎煮 4 次，过滤去渣取汁，用文武火继续煎熬，待药物减去三分，每 500g 加炼熟蜜 120g，春季 200g、夏季 320g，一起煎熬成膏。

【功　效】养血和中，滋阴抑阳。

【适应证】用于五劳七伤，诸虚劳极，脾胃虚弱。

【用　法】取 3 汤匙，白开水送下。

【说　明】若有吐血，加牡丹皮 80g；若有骨蒸，加青蒿汁 200g。

【来　源】《保命歌括》。

◎　秘传当归膏（出自《仁斋直指方论》）

【处　方】当归 800g，生地黄、白芍药、白术各 500g，熟地黄、甘草、川贝母各 150g，薏苡仁 400g，白茯苓 600g，莲子、人参、地骨皮各 200g，山药、麦冬各 250g，枸杞子 700g，天冬 100g，五味子 50g，琥珀 6g。

吐血者，加牡丹皮 100g；骨蒸者，加青蒿汁 400ml；劳瘀者，加钟乳粉 50g。

【制　法】将上药切为细末，水浸一夜后煎煮过滤取汁，如此 4 遍，将所滤汁液混匀后浓缩，下入蜂蜜收膏。

【功　效】养血和中，滋荣筋骨。

【适应证】主治五劳七伤，诸虚劳极，脾胃虚弱。

【用　法】每次服 1 匙，每日 3 次。

【来　源】《仁斋直指方论》。

◎ 金髓煎

【处　方】鲜枸杞子 2000g。

【制　法】将上药用白酒密闭浸泡 2 个月后，取出晾干，研细末，过滤，再将之前用以浸泡的药酒，过滤，兑入前末，煎熬浓缩成膏，瓷器收盛。

【功　效】平补阴阳，益寿延年。

【适应证】虚损，久服轻身延年。

【用　法】每日早上，用温酒调服 2 大匙。

【来　源】《饮膳正要》。

◎ 枸杞煎（出自《普济方》）

【处　方】枸杞根（洗净，晒干）3000g，生地黄汁 2000ml，鹿髓 1000ml，枣膏 300g。

【制　法】先用水 50L 煎枸杞根，至 10L，去渣澄清，再煎熬浓缩至 3L，加入余药，小火煎如稀饧，即成，瓷器收盛。

【功　效】补虚益颜，填精壮骨。

【适应证】用于虚损，久服老者返童，身轻明目延年。

【用　法】每次用温酒调服半匙，每日 3 次。

【来　源】《普济方》。

◎ 枸杞煎（出自《奇效良方》）

【处　方】枸杞子（取汁）、生地黄（取汁）、麦冬（取汁）各1500g，杏仁（去皮尖，研如膏）1000g，人参（捣为末）、白茯苓（去黑皮，研为末）各150g。

【制　法】将前4味药入锅内，慢火熬如稀饧，后入人参末、白茯苓末，待煎至如膏状，以瓷器盛之。

【功　效】补阴益阳，延年益寿。

【适应证】主治虚损。

【用　法】每服半匙，空腹温酒化服，每日2次。

【来　源】《奇效良方》。

◎ 黄精膏

【处　方】黄精1000g，干姜末300g，桂心末100g。

【制　法】将黄精去须毛，洗净捣碎，蒸熟后绞取汁，浓缩后下入干姜末、桂心末，搅拌均匀，微火煎之，待药末颜色变黄即成。

【功　效】补脾益肺，延年益寿。

【适应证】润肌泽肤，颜色变少，花容有异，鬓发更改，延年不老。

【用　法】每次服1匙，空腹酒化服，长期服用则不用酒。

【禁忌证】实证不宜服。

【来　源】《备急千金要方》。

◎ 枸杞膏

【处　方】枸杞子3000g。

【制　法】将枸杞子浸于清酒中一夜，微火慢煎5沸，滤取汁，将枸杞子研烂，纱布绞取汁，再将汁液浓缩为膏。

【功　效】平补阴阳，益寿延年。

【适应证】补虚羸，久服轻身不老。

【用　法】每次服1匙，每日2次。

【禁　忌】实证不宜服。

【来　源】《备急千金要方》。

七、滋补类外用膏

◎ 益寿补天膏

【处　方】鹿茸、附子、牛膝、羊胫骨、蛇床子、菟丝子、川续断、远志肉、肉苁蓉、天冬、麦冬、杏仁、生地黄、熟地黄、官桂、川楝子、山茱萸、巴戟天、补骨脂、杜仲、木鳖子、肉豆蔻、紫梢花、谷精草、穿山甲、大麻子各60g，甘草120g。

【制　法】将上述药物锉细，用香油840g浸药一昼夜，置于小火上慢熬至黑色，下黄丹480g、黄香240g，同时用柳棍不停搅拌，再下雄黄、硫黄、龙骨、赤石脂各120g，以铜汤匙挑药滴水成珠不散为度，下母丁香、沉香、木香、乳香、没药、阳起石、煅蟾酥各12g，麝香6g，搅拌使其混合均匀，又下黄蜡30g，膏成，贮存于瓷罐内，严密封口，入水中浸5天去其火毒，制成约42g重的膏药贴，摊涂于红绢上，贴患处。

【功　效】填精补髓，温肾助元。

【适应证】用于精滑不固，腰膝酸软，筋骨痿弱，下元虚冷，五劳七伤，半身不遂，下部虚冷，膀胱病证，阳事不举，女子赤白带下，砂淋血崩，兼下生疮疖，喘咳。

【用　法】取膏摊涂在红绢上，贴脐上或两腰眼上。

【注　意】此药最能填精补髓，保固真精不泄；善助元阳，滋润皮肤，壮筋骨、理腰膝；男子贴之，行步康健，气力倍添，奔走如飞；女子贴之，能通二十四道血脉，坚同身体，返老还童；方中附子、木鳖子、黄丹、雄黄、硫黄均有毒，不可轻易使用。

【说　明】根据国家相关法律法规，已禁止穿山甲入药，可选择蜈蚣、全蝎、地龙及植物药三棱、莪术进行替代。

【来　源】《万病回春》。

◎ 扶阳益火膏

【处　方】鹿茸500g，高丽参200g，生附子200g，川乌、天雄各150g，白附子、益智、茅山术、桂枝、生半夏、补骨脂、吴茱萸、巴戟天、胡芦巴、肉苁蓉各100g，党参、白术、黄芪、熟地黄、川芎、酒当归、酒白芍、山茱萸、怀山药、仙茅、蛇床子、菟丝饼、陈皮、天南星、北细辛、覆盆子、羌活、独活、香白芷、防风、草乌、肉蔻仁、草蔻仁、远志肉、荜澄茄、炙甘草、砂仁、厚朴（制）、杏仁、香附、乌药、良姜、黑牵牛子（盐水炒黑）、杜仲（炒）、续断、牛膝（炒）、延胡索（炒）、五灵脂（炒）、秦皮（炒）、五味子、五倍子、诃子肉、草果仁、八角茴香、红花、川萆薢、车前子、金毛狗脊、金樱子、甘遂、黄连、黄芩、木鳖仁、蓖麻仁、龙骨、牡蛎、穿山甲各50g，炒蚕沙150g，发团80g，生姜、大蒜头、川椒、韭子、葱子、棉花子、核桃仁（连皮）、干艾各200g，凤仙全株、干姜、炮姜、白芥子、胡椒、石菖蒲、木瓜、乌梅各50g，槐枝、柳枝、桑枝各400g，小茴香100g。

【制　法】用麻油1500～2000g先将鹿茸、高丽参熬枯去渣待用。再共用油12000g，分熬再合鹿茸油并熬丹收。再入净松香、密陀僧、赤石脂各200g，阳起石（煅）100g，雄黄、枯矾、木香、檀香、丁香、官桂、制乳香、制没药各50g，牛胶（酒蒸化）200g，俟丹收后，搅至微温，以一滴试之不爆，方取下。再搅千余遍，令匀，愈多愈妙，勿炒珠。

【功　效】补火暖土，温肾壮阳。

【适应证】治元阳衰耗，火不生土，胃冷成膈；或脾寒便溏，泄泻浮肿作胀；或肾气虚寒，腰脊重痛，腹脐腿足常冷。或肾气衰败，茎痿精寒；或滑精，随触随泄；或夜多遗溺，甚则脬冷，遗尿不禁；或冷淋；或寒疝；或脱精脱神之症。妇人子宫冷，或大崩不止，身冷气微，阳欲脱者；或冲任虚寒，带下纯白者；或久带下，脐腹冷痛，腰以下如坐冰雪中，三阳真气俱衰者。小儿慢脾风。

【用　法】贴心、脐、对脐、脐下。

【说　明】根据国家相关法律法规，已禁止穿山甲入药，可选择蜈蚣、全蝎、地龙及植物药三棱、莪术进行替代。

【禁　忌】严禁内服。

【来　源】《理瀹骈文》。

◎ 乌附膏

【处　方】生川乌、雄黄各200g，生附子500g。

【制　法】将上药单独捣研为细末，再用生葱连根叶一起捣研成膏。

【功　效】温阳举陷。

【适应证】小儿囟陷。

【用　法】取膏适量，空心贴囟门上。

【注　意】方中生川乌、雄黄、生附子有毒。

【来　源】《冯氏锦囊秘录》。

◎ 滋阴壮水膏

【处　方】生龟甲500g（腹黑者佳，黄色及汤板不可用，用小磨麻油1500g浸熬去滓听用，或下黄丹收亦可），玄参200g，生地黄、天冬各150g，丹参、熟地黄、山茱萸、黄柏、知母、麦冬、当归、白芍、牡丹皮、地骨皮各100g，党参、白术、生黄芪、川芎、柴胡、连翘、桑白皮、制杜仲、川牛膝、薄荷、川郁金、羌活、防风、香附、蒲黄、秦艽、枳壳、杏仁、川贝母、青皮、橘皮、半夏、胆南星、黑荆穗、桔梗、天花粉、远志肉（炒）、女贞子、柏子仁、熟酸枣仁、紫菀、菟丝子、金钗石斛、怀山药、续断、巴戟天、栀子、茜草、红花、黄芩、黄连、泽泻、车前子、木通、生甘遂、红芽大戟、生大黄、五味子（炒）、五倍子、金樱子、炙延胡索、炒五灵脂、生甘草、木鳖仁、蓖麻仁、穿山甲（炮）、羚羊角、镑水牛角、生龙骨、生牡蛎、吴茱萸各50g，滑石粉200g。

生姜、干姜（炒）各50g，葱白、韭白、大蒜头各100g，槐枝、柳枝、桑枝、枸杞根、冬青枝各400g，凤仙草、旱莲草、益母草各1株，冬霜叶、白菊花、侧柏叶各200g，菖蒲、小茴香、川椒各50g，发团100g。

【制　法】两方共用油6000g，分熬去渣，合龟甲油并熬丹收，再加铅粉（炒）500g，生石膏200g，青黛、轻粉各50g，灵磁石（醋煅）100g，官桂、砂仁、木香各50g，牛胶（酒蒸化）200g，朱砂5钱。收膏备用。

【功　效】滋阴降火，凉血止血。

【适应证】治男子阴虚火旺，午后发热，咳嗽痰血，或郁热衄血吐血，或涎唾带血，或心烦口干，惊悸喘息，眼花耳鸣，两颧发赤，喉舌生疮，盗汗梦遗，腰痛脊酸，足痿。妇人骨蒸潮热，或经水不调，或少腹热痛，以及一切阴虚有火之证。

【用　法】上贴心俞，中贴脐眼，下贴丹田。阴无骤补之法，膏以久贴见效。

【禁　忌】严禁内服。

【说　明】根据国家相关法律法规，已禁止穿山甲入药，可选择蜈蚣、全蝎、地龙及植物药三棱、莪术进行替代。方中羚羊角取材于国家保护动物，现大多根据其功效改用为水牛角，但用量需大方可取效。

【来　源】《理瀹骈文》。

◎ 涌泉膏

【处　方】大海龙1对，大生附子（切去芦头，甘草水浸1日，洗净）1个，零陵香、穿山甲、锁阳各15g，麻油700g，黄丹325g，阳起石、麝香各25g，冬虫夏草、高丽参、川椒、母丁香各15g。

【制　法】将前5味药切碎，入麻油中浸后，慢火熬至药物焦枯，纱布滤去药渣，再将所滤药油加热。熬至滴水成珠，称定药油质量，每药油500g入黄丹325g，不停搅拌，再下入余下各药所粉碎成的细粉，搅匀，摊如硬币大小。

【功　效】温振元阳，补益虚损。

【适应证】主治男子妇女下元虚损，五劳七伤，咳嗽痰喘气急，左瘫右痪，手足麻木，遍身筋骨疼痛，腰脚软弱，肚腹受寒，男子遗精白浊，妇人赤白带下等症。

【用　法】外贴足心，10日一换，不可间断。

【禁　忌】青壮年无虚损者勿贴。

【说　明】根据国家相关法律法规，已禁止穿山甲入药，可选择蜈蚣、全蝎、地龙及植物药三棱、莪术进行替代。

【来　源】《验方新编》。

◎ 摩腰膏

【处　方】母丁香、木香、朱砂、藿香、附子、干姜、沉香、桂心、生硫黄、枯矾、雄黄、杏仁（别研）、吴茱萸、陈皮各10g，轻粉（别研）、麝香（别研）各1g。

【制　法】将上药研为细末，入杏仁、轻粉、麝香同研匀，炼蜜和丸，如绿豆大。每用老姜一块，切碎煎浓汁，倒在碗内，取1丸浸汁中，化研如膏，令人手蘸药于腰上摩之，至药汁尽为度，腰上即温热如火，但是诸虚之证，并皆治之。

【功　效】补火助阳，温肾散寒。

【适应证】补下元虚败白浊。

【用　法】若摩1丸，腰下如火；2丸血脉舒畅；3丸颜色悦泽；10丸骨健身轻，气全精足，骨髓坚定。

【禁　忌】不宜内服。

【来　源】《奇效良方》。

第二章 风湿痹痛类膏方

风湿痹痛是风、寒、湿邪侵入人体所致，导致筋脉阻塞不通，“不通则痛”。《素问·风论》曰：“风者，百病之长也，至其变化，乃生他病也，无常方，然致有风气也。”风为百病之长，六淫之首，易夹杂寒、湿等邪，侵犯机体，痹阻关节，从而导致风湿病的发生。《素问·痹论》中有记载：“风寒湿三气杂至，合而为痹也。”风、寒、湿三邪致病，其症状各异，风邪胜者为行痹，寒邪胜者为痛痹，湿邪胜者为着痹。风性清扬开泄，善行而数变，故行痹常表现为四肢关节游走性疼痛。寒为阴邪，其性凝滞收引，脉道涩滞气血不畅，不通而痛，故痛痹往往表现为关节局部冷痛。湿性重浊黏滞，流注关节，阻碍气血运行，故着痹表现为关节疼痛重着，痛处固定不移。然而，风、寒、湿邪往往兼夹着侵袭人体。如风邪与寒邪合至，痹阻关节经络，多表现为肢体关节冷痛，其疼痛或游走或停滞，且遇寒疼痛更甚，得热则痛减。再如寒邪与湿邪合并侵袭人体，阻滞关节经络，使阳气失布，气血阻滞，出现四肢关节疼痛重着，且疼痛固定不移。风湿痹痛往往迁延不愈，反复发作，需要较长时间服药，因此内服或外用膏方较为适宜。据此，本章节以风湿痹痛祛风通络膏及风湿痹痛外用膏剂进行分类介绍。

一、祛风通络膏

◎ 至圣一醉膏

【处　方】天麻 1g，没药、乳香各 25g，附子（炮裂去皮脐）50g，安息香 1g，麻黄 200g，冰片 1g。

【制　法】将上 7 味药，研为细末，混匀。每取 20g 药末，用酒 1000g 于锅内熬成膏。

【功　效】祛风疗瘫，活血通络。

【适应证】治瘫缓风。

【用　法】将膏取出分在四盏内，看患者喝酒多少，另用酒渐调膏子，以服尽为度，令枕病处卧，以衣被盖或汗出，或似虫行即效。次日再服 1 剂，手足必已举。

【注　意】附子有毒。

【说　明】得此疾 50 日以上方治，若发直者，不在治疗范围。

【来　源】《奇效良方》。

◎ 祛风至宝膏

【处　方】防风、芍药、当归、川芎各 125g，白术 75g，芒硝、大黄、连翘、荆芥、山栀子、麻黄（不去节）、黄柏、薄荷、细辛、黄连各 25g，石膏、黄芩、天麻、熟地黄、桔梗、羌活、人参、独活各 50g，滑石 150g，甘草 100g，全蝎 5g。

【制　法】共以水煎透，去渣再熬浓汁，炼蜜为膏。

【功　效】祛风通络，散热通腑。

【适应证】治诸风热所致卒中风之证。

【用　法】每次服 10g，茶酒送服，睡前服。

【禁　忌】虚证不宜。

【注　意】全蝎、细辛有毒。

【来　源】《古今医统大全》。

◎ 麻黄膏

【处　方】麻黄 2000g。

【制　法】将麻黄切碎，水煎后滤取汁，如此 3 遍，将所滤汁液混匀后浓缩如膏状。

【功　效】祛风散寒，通络开窍。

【适应证】治中风不省人事，猝然倒地。

【用　法】凡中风猝倒，用此膏加入汤药内服。

【注　意】不可过量服用。

【来　源】《仁斋直指方论》。

◎ 羌活补髓丸方

【处　方】羌活、川芎、当归各 90g，桂心 60g，人参 120g，酥 200g，大枣肉 500g，大麻仁 100g，羊髓、牛髓各 50g。

【制　法】先将 5 味干药捣研为细散，再下大枣肉、大麻仁一起捣研，相互混合均匀，入二髓并酥，置铜制器皿中浓煎，直至可为丸如梧桐子。

【功　效】填髓益脑，祛风止痛。

【适应证】用于脑髓空虚，症见脑痛不安、胆寒。

【用　法】每次取 7g，用酒送服，每日 2 次，可加至每次 10g。

【禁　忌】忌生葱。

【来　源】《外台秘要方》。

◎ 二物大乌头煎

【处　方】大乌头 90g，白蜜 1000g。

【制　法】将乌头经炮制后用水煎煮，滤汁去渣，再入白蜜合煎，直至水尽膏成。

【功　效】温阳散寒止痛。

【适应证】用于寒疝腹痛，症见肚脐周围疼痛难忍，发作时全身冷汗出，手足冰凉，脉沉弦者。

【用　法】身体强壮之人一次服用 30g，身体弱小者一次服用 20g。一次服用之后病未能痊愈者，明天再服，每日只能服用 1 次，不可多服。

【禁　忌】忌猪肉、冷水。

【说　明】方中乌头有毒，不宜轻易服用。

【来　源】《外台秘要方》。

二、风湿痹痛外用膏

◎ 乌 头 膏（出自《千金翼方·卷十六》）

【处　方】乌头 250g，野葛、莽草各 500g。

【制　法】上 3 味药切碎，入酒中浸渍 3 小时，再与猪油同煎，待水汽尽，纱布绞去药渣，冷凝即成。

【功　效】祛风散寒，温通经络。

【适应证】外感风邪后肢体不遂、偏枯口僻，以及感伤寒后身体强直等症。

【用　法】有病者，向火摩多遍，汗出即愈。若触寒雾露，鼻中塞，向火膏指头摩入鼻孔中，即愈。勿令入口眼。

【注　意】乌头、莽草有毒。

【来　源】《千金翼方·卷十六》。此方亦载于《外台秘要方》。

◎ 皂角膏（出自《儒门事亲》）

【处　方】大皂角 500g。

【制　法】皂角，去皮弦子，捣碎，用醇酒 1000ml 熬制至 500ml，再次煮沸后去渣，将剩余药汁在石器或银器中熬制成膏状。

【功　效】祛风湿，止痹痛。

【适应证】腰腿风湿痹痛。

【用　法】取药膏贴至疼痛处即可。

【来　源】《儒门事亲》。

◎ 疏风活络敷药膏

【处　方】麻黄 40g，石膏 20g，肉桂、干姜、川芎各 10g，当归、黄芩各 5g，杏仁 8g，竹沥 20g。

【制　法】共研细面，兑入大角子汁 100ml 掺匀成膏状。

【功　效】疏风散寒，通络化痰。

【适应证】面风。

【用　法】每次用适量，外敷患处。

【注　意】本方外用，严禁内服。

【来　源】《清宫配方集成》。

◎ 鸡血藤活络贴药膏

【处　方】鸡血藤膏面 200g，大角子 400g。

【制　法】将上药同香肥皂适量用黑糖水化开，和匀如膏状，瓷器收盛。

【功　效】祛风活血，养血通络。

【适应证】面风。

【用　法】每次用适量，外敷患处。

【注　意】不宜内服。

【来　源】《清宫配方集成》。

◎ 天仙膏

【处　方】天南星 10g，白及 25g，草乌 10g，僵蚕 20g。

【制　法】将上药研为细末，生鳝鱼头血调成膏状。

【功　效】祛风散寒，通络正颜。

【适应证】治卒中风，口眼㖞斜之症。

【用　法】每次使用时现配，将膏敷于患处，觉正后便用温水洗去。

【注　意】天南星、草乌有毒。

【禁　忌】严禁内服。

【来　源】《古今医统大全》。此方亦载于《寿世保元》。

◎ 莱菔膏

【处　方】皂角（炙，去皮子）、萝卜（如无，以子代之）各 50g。

【制　法】将皂角研为细末，以萝卜同醋研，再将两者混匀如膏状。

【功　效】祛风通络，行气开窍。

【适应证】治大人、小儿噤口风。

【用　法】每次取少许，涂在患者牙龈上。

【来　源】《世医得效方》。

◎ 趁风膏

【处　方】穿山甲（左瘫用左足，右瘫用右足）、红海蛤、大川乌（生用）各100g。

【制　法】将上药研为细末，每取25g，捣葱白汁调和成膏状。

【功　效】祛风散寒，活络开窍。

【适应证】治中风，手足偏废不举。

【用　法】每取一硬币大小，外贴所患一侧脚中心，纱布绑定，坐于椅上，取热水一盆，将贴药脚浸于盆内，候汗出，即迅速揭去药。得汗周遍为妙，切宜避风。

【注　意】川乌有毒。不宜内服。

【说　明】根据国家相关法律法规，已禁止穿山甲入药，可选择蜈蚣、全蝎、地龙及植物药三棱、莪术进行替代。

【来　源】《世医得效方》。

◎ 乌头摩风膏

【处　方】生川乌、防风、肉桂、白芷、藁本、川椒、吴茱萸、白术、细辛、川芎、白附子、藜芦、莽草、羌活各20g，黄蜡200g，猪油600g，生姜12g。

【制　法】先将猪油放入锅中熔化，再将诸药切细，加入共煎，至白芷色黄，去滓，下黄蜡，搅匀，膏即成，待稍凝固，收于瓷器。

【功　效】祛风除湿，化痰通络。

【适应证】风痛及皮肤不仁，筋脉拘急。

【用　法】先将手搓热，蘸本膏少许，涂摩患处100～200遍。

【注　意】川乌、白附子有毒。

【禁　忌】本方外用，不宜内服。

【来　源】《普济方》。

◎ 摩风膏（出自《医垒元戎》）

【处　方】黄芪、当归、芍药、白芷、杏仁、桃仁、白附子、白蔹、零陵香、川芎、天麻、防风、独活、木通、冰片、瓜蒌瓤各75g，清油500g，黄蜡600g。

【制　法】将上药切碎，清油内浸7天，于炭火上煎至白芷微黄色，离火，纱布滤去药渣，再慢火炼油，下黄蜡熔开为度，倒在瓷器内贮藏，上掺冰片。

【功　效】摩风止痛。

【适应证】面疮，一切疮疹肿毒。

【用　法】取膏适量，外贴患处。

【注　意】白附子有毒。

【禁　忌】严禁内服。

【来　源】《医垒元戎》。

◎ 摩风膏（出自《普济方·卷五十二》）

【处　方】白及、白蔹、檀香、零陵香、白芷、茅香、藿香、蜡、白胶各100g。

【制　法】将上药研为粗末，用香油煎至焦黄，去滓加入蜡及白胶，再加入麝香少许，膏即成。

【功　效】祛风养颜。

【适应证】面疮。

【用　法】每次用少许，摩抹患处。

【禁　忌】本方外用，不宜内服。

【来　源】《普济方·卷五十二》。

◎ 摩风膏（出自《张氏医通》）

【处　方】 蓖麻子 400g，生川乌头 200g，乳香 60g。

【制　法】 将上述药物与猪脂 1000g 一起捣研成膏。

【功　效】 祛风散寒，活血通络。

【适应证】 风毒攻注关节所致筋骨疼痛。

【用　法】 取膏适量，烘热后涂患处，用手心摩之，觉热如火燎者效果比较好。

【注　意】 川乌头有毒。

【来　源】《张氏医通》。此方亦载于《种福堂公选良方》。

◎ 乌金煎

【处　方】 黑豆 2000g，羌活、独活各 75g，荆芥 40g。

【制　法】 先煮黑豆令烂，去豆取汁，再将诸药研末，加入豆汁中，小火煎十余沸，再入无灰酒 1000ml，煎熬浓缩成膏，瓷器收盛。

【功　效】 祛风散寒，补虚开音。

【适应证】 中风之失音不语、烦热头痛。

【用　法】 每次服用不拘时候，以温酒调下半匙。

【禁　忌】 本方外用，不宜内服。

【来　源】《普济方》。

◎ 紫金膏

【处　方】 白芷、麻黄、川乌、草乌、闹羊花各 300g，吴茱萸、附子各 150g，威灵仙、胡椒各 200g，松香（为末）6000g，生姜、葱各 3000g，麻油1800g，矾红500g，乳香、没药、肉桂、五灵脂、木香各100g。

【制　法】将前9味药切碎，水浸后煎取浓汁，纱布滤去药渣。再将生姜、葱取汁，混匀加热，下入松香末，不停搅拌，再下入前所滤药汁。另锅慢火煎麻油，熬至滴水不散，待冷后入前药液中，搅拌均匀，离火，将余药研为极细末下入，搅匀摊贴。

【功　效】祛风散寒，温经通络。

【适应证】风寒湿气，痞积，漏肩风，鹤膝风，跌打损伤。

【用　法】外贴患处。

【禁　忌】不宜内服。

【来　源】《惠直堂经验方》。

◎ 加味当归膏

【处　方】当归、生地黄各50g，紫草、麻黄、木鳖子（去壳）、大枫子（去壳）、防风、黄柏、玄参各25g，麻油400g，黄蜡100g。

【制　法】将当归、生地黄入麻油内煎至黑色，滤去药渣，下入黄蜡熔化，候温搅匀即成。

【功　效】祛风解毒。

【适应证】疠风，游丹，鹅掌诸风。

【用　法】取膏适量，外涂患处。

【注　意】方中木鳖子、大枫子有毒。

【禁　忌】不宜内服。

【来　源】《医学心悟》。

◎ 牛黄膏（出自《寿世仙丹》）

【处　方】牛胶100g，大黄末、五倍子末各25g，肉桂末、独活末各 15g。

【制　法】牛胶以酒 500g、姜汁 100g 溶化。上药末搅匀，成膏。

【功　效】祛风散寒，化瘀止痛。

【适应证】用于外感风寒，伤寒流气，肢体痛肿之症。

【用　法】膏药布摊开贴患处，每日 2 次。

【禁　忌】风湿热痹痛及外感风热之痛不宜。

【来　源】《寿世仙丹》。

◎ 防己茵芋膏

【处　方】汉防己（去皮）、茵芋各 250g。

【制　法】上药切碎，用酒 5000ml 浸药一晚，取猪脂肪 500g 一起反复煎煮，不断浓缩，直至成膏。

【功　效】行气活血。

【适应证】用于产后中风，四肢筋脉挛急，身体麻痹，并宜用之。

【用　法】取膏适量，摊在纸花上，贴患处，同时用热手不停摩膏上。

【注　意】汉防己、茵芋有毒。

【来　源】《女科证治准绳》。

◎ 祛风止痒膏

【处　方】麻黄 50g，羌活 100g，升麻 20g，白檀香、白及、防风、当归身各 10g。

【制　法】香油 500g，泡药 5 天，慢火熬去渣，滤净，加黄蜡 50g 收之成膏。

【功　效】祛风止痒，散热除湿。

【适应证】用于面上或身上风热浮肿，痒如虫行，肌肤干燥，时起白屑，极痒，抓破时流黄水，或破烂见血，痛楚难堪。

【用　法】每次用适量，外擦患处。

【禁　忌】本方外用，严禁内服。

【来　源】《清宫配方集成》。

◎ 曲鱼膏

【处　方】大黄、黄芩、莽草、巴豆、野葛、牡丹、闹羊花、芫花、花椒、皂荚、附子、藜芦各100g。

【制　法】上12味药切为细末，醋浸一晚，入猪油中小火煎煮至沸腾3遍，直至水汽尽，纱布绞去药渣，冷凝药液即成。

【功　效】祛风除湿，清热解毒，通经活络，止痛除痹。

【适应证】用于风湿疼痛，四肢痹弱，偏跛不仁，并痈肿恶疮。

【用　法】取膏适量，手摩于患处，每日3次。

【注　意】方中莽草、巴豆、芫花、附子、藜芦有毒。作者原方没有强调牡丹是牡丹皮，推测是牡丹直接以花入药。

【禁　忌】严禁内服。

【来　源】《备急千金要方》。

第三章 化痰止咳平喘类膏方

咳嗽、气喘与痰饮在病机上常有密切关系，咳喘多挟痰，痰多常致咳喘。因此，临床上止咳化痰平喘药常相互配伍使用。痰饮是多种致病因素作用于人体，引起机体水液代谢障碍所形成的病理产物。这种病理产物一经形成，便作为一种新的致病因素作用于机体，阻滞经络，阻碍气血，影响脏腑功能，继而引起各种复杂的病理变化，导致各种新的病证出现。“肺为贮痰之器”，痰滞于肺，则影响肺气的宣降功能，而致胸闷、咳嗽、喘促等症。化痰止咳平喘法通过化饮祛痰、宣肺、润肺、降气等方法，达到止咳平喘的目的。

咳喘亦有内伤外感的区别。内伤之咳喘，多为脏腑功能失调所致，《素问·咳论》曰：“五脏六腑皆令人咳，非独肺也。”或因肺阴亏损，失于清润；或因脾虚失运，聚湿生痰，上渍于肺，肺气不宣；或因肝气郁结，气郁化火，火盛灼肺，阻碍清肃；或因肾虚而摄纳无权，肺气上逆。外感之咳喘，多由于肺卫不固，外邪犯肺，致肺气壅遏不畅出现咳嗽、喘息之症。临床上，咳喘其兼表证者，治宜解表化饮，止咳平喘；兼脾虚者，健脾渗湿，温化痰饮，止咳平喘；兼肾虚者，应该补肾益气。偏寒者，降逆平喘，温化痰湿；偏热者，宣肺平喘，清热化痰。此外，久劳虚损也会引起咳喘。除了内服药可以用于止咳平喘外，还常采用外用膏剂止咳平喘。综上，本章按止咳化痰平喘膏的不同性能，将其分为化痰止咳膏、滋阴清热止咳膏、温阳散寒止咳膏、清热化痰止咳膏、理气化痰止咳膏、润肺止咳膏，久劳虚损膏，小儿常用止咳膏，外用止咳平喘膏。

一、化痰止咳膏

◎ 通声膏

【处　方】五味子、款冬花、通草各150g，杏仁500g，人参、桂心、细辛、青竹皮、菖蒲、酪酥各100g，枣膏1500g，白蜜、姜汁各500g。

【制　法】将前10味药物切碎，加水同煎，反复煎煮3遍，浓缩取汁，药成，过滤去渣，再加入姜汁、枣膏、白蜜同煎，不断搅拌，混合均匀，直至膏成。

【功　效】利咽开音，化痰止咳。

【适应证】用于咳嗽，失声，不能言语。

【用　法】每次6g，酒送服，每日1次。

【禁　忌】忌生菜、生葱、羊肉、糖。

【注　意】方中细辛有毒。

【来　源】《外台秘要方》。此方亦载于《备急千金要方》《证治准绳》。

◎ 痰膏

【处　方】半夏50g，皂角200g，明矾10g，柿饼2个。

【制　法】将皂角切碎，水浸后滤取汁液，再将汁液浓缩为膏。将半夏用醋煮，滤取汁液，与皂角膏和匀，入明矾，以柿饼捣为膏。

【功　效】祛风化痰。

【适应证】用于各种痰证。

【用　法】每次取豌豆大，噙化。

【注　意】不宜过量使用。

【来　源】《本草纲目》。

◎ 五痫膏

【处　方】大皂角 250g，蜜 200g，麝香 2g。

【制　法】大皂角去皮、子，以蜜涂上，慢火炙透捶碎，再用热水浸，揉取汁，慢火熬成膏。入麝香少许，摊在纸上，晒干，煎作纸花。

【功　效】祛风化痰。

【适应证】治诸风，取痰如神。

【用　法】每次用 3～4 片，入水中溶化，以筒吹汁入鼻内，待痰涎流尽，吃芝麻饼 1 个，涎尽即愈。

【注　意】不宜过量使用。

【来　源】《本草纲目》。

◎ 止嗽化痰膏

【处　方】嫩藕 900g，秋梨（去皮核，取汁）20 个，大枣肉 300g（煮，取汁用），冰糖、红糖各 1200g，麦冬、川贝母、薄荷各 75g，白蜜 50g。

【制　法】将嫩藕、麦冬、川贝母、薄荷切碎，加入秋梨汁及大枣肉汁中煎煮，滤去渣，加入冰糖、红糖、白蜜化开，熬成膏饼。

【功　效】清金降火，止嗽化痰。

【适应证】用于阴虚火旺肺燥之咳嗽。症见干咳，无痰或痰少而黏，咳久嗽血，吐血咯血，痰中带血，口燥咽干。

【用　法】每用 5～6 茶匙，早晚滚白水冲服。

【禁　忌】脾虚痰湿内盛及寒痰咳嗽，本方不宜。

【来　源】《清宫配方集成》。

◎ 润肺和肝膏

【处　方】党参 50g，生薏苡仁 100g，麦冬、桑叶、石斛各 80g，橘红、枳壳各 40g，炙枇杷叶 70g（包煎），生白芍 60g，甘草 30g。

【制　法】共以水煎透，去渣再熬浓汁，少兑蜜炼为膏。

【功　效】清肝降肺，健脾化痰。

【适应证】用于肝肺欠调，时作咳嗽。

【用　法】每次服 10g，白开水送下。

【禁　忌】脾虚痰湿内盛及寒痰咳嗽，本方不宜。

【来　源】《慈禧光绪医方选议》。

◎ 集灵膏

【处　方】天冬、麦冬、生地黄、熟地黄各 500g，人参、枸杞子各 300g。

【制　法】将上述药物一起煎熬，加蜜收成膏。

【功　效】益气养血，化痰止咳。

【适应证】用于久嗽所致气血俱虚，咳痰困难者。

【用　法】取适量，口服，每日 1 次。

【说　明】若兼血虚导致的大便困难，加当归身；若兼脾虚所致便溏，加白术，同时用糖霜代蜜收膏。

【来　源】《张氏医通》。

◎ 通声煎

【处　方】杏仁（去皮尖及双仁，炒，另研如泥）250g，川木通、五味子、人参、桂心（去粗皮）、细辛、款冬花、菖蒲、竹茹、酥各 150g，白蜜、生姜汁各 1000g，大枣肉 2000g。

【制　法】将前 9 味药切碎，水煎后滤出药渣，再将所滤汁液加热，下入酥、蜜、姜汁并大枣肉，同煎为膏。

【功　效】止嗽开音，化痰止咳。

【适应证】治咳嗽气促，胸中满闷，语声不出。

【用　法】每服 1 匙，用温酒化下。

【来　源】《奇效良方》。此方亦载于《医宗必读》。

◎ 元霜膏

【处　方】乌梅汁、梨汁、萝卜汁、柿霜、白砂糖、白蜜各 200g，姜汁 50g，赤茯苓末 4g，款冬花（乳汁浸，晒干）、紫菀末各 100g。

【制　法】将上药共入砂锅中熬成膏。

【功　效】滋阴润肺，止咳化痰。

【适应证】治虚劳咳嗽，吐血下血，发热困倦。

【用　法】每服 10g，卧时含口中，缓缓咽下。

【来　源】《验方新编》。

◎ 理肺膏（出自《证治准绳》）

【处　方】诃子、百药煎、五味子、条参、款冬花、杏仁、知母、川贝母、葶苈子、紫菀、百合、甘草节各 50g，白茅根汁 2000g，白蜜 200g。

【制　法】先将白茅根汁、白蜜放入铜锅中熬制成膏状，然后将余药打成粉放入锅中继续煎熬收膏。

【功　效】清热化痰，敛肺止咳。

【适应证】用于肺痈咳唾不利，胸膈堵塞感。

【用　法】使用时将膏药用温开水化开吞服，每日 3 次。

【禁　忌】脾虚便溏者慎服。

【来　源】《证治准绳》。

◎ 理 肺 膏（出自《世医得效方》）

【处　方】诃子（去核）、百药煎、五味子、条参、款冬花、杏仁、知母、川贝母、葶苈子、紫菀、百合、甘草节各 25g，蜜 100g。

【制　法】将上药研为极细末，取新鲜白茅根 1500g，洗净，捣取自然汁，熬成膏，入蜜 100g，再熬匀，候冷，入前药末拌匀。

【功　效】排脓疗痈。

【适应证】治肺痈正作，咳唾不利，胸膈迫塞。

【用　法】每服 1 匙，每日 3 次。

【来　源】《世医得效方》。

◎ 天门冬膏

【处　方】天冬 6500g，蜜 160g。

【制　法】将天冬用流水泡过，去皮心，捣烂取汁，于砂锅中煎煮，勿令其大沸，一般 6500g 天冬煎熬至 2000g，入蜜 160g，以滴水成珠为度。盛于瓶中埋土中 7 天，去其火毒。

【功　效】补肺润燥，化痰止咳。

【适应证】用于去积聚风痰，补肺，疗咳嗽失血，润五脏，杀三虫伏尸，除瘟疫，轻身益气，令人不饥。

【用　法】取膏 1 汤匙，早晚各 1 次，白开水调服。

【来　源】《本草纲目》。此方亦载于《医方摘要》，其言若大便溏薄，则改用酒送服。

◎ 人参明矾膏

【处　方】人参 50g，明矾 100g，醋 1000ml，蜜 100g。

【制　法】将明矾加入醋内熬成膏，再将人参研为细末下入，搅拌均匀，再入蜜，慢火收膏。

【功　效】止嗽化痰。

【适应证】用于咳嗽痰多，倦怠乏力。

【用　法】每次取豌豆差不多大小，放舌下，含化。

【来　源】《本草纲目》。

◎ 三汁膏

【处　方】藕汁、梨汁、白果汁各100g。

【制　法】将上药混匀，锅内熬成膏。

【功　效】化痰止咳，敛肺定喘。

【适应证】用于咳嗽痰喘。

【用　法】随意服之。

【说　明】原方并无方名，故根据组方特点命名为三汁膏。

【来　源】《验方新编》。

◎ 补真膏

【处　方】人参50g，山药（蒸熟）、芡实（蒸熟）、大枣肉（蒸熟）、莲子（去心）、杏仁（蒸熟）、核桃肉各200g，沉香（另研）5g，炼蜜600g，酥油200g。

【制　法】共捣烂加炼蜜600g，酥油200g，合如膏，忌铁器。

【功　效】大补真元，止咳平喘。

【适应证】用于痰嗽咳喘，肺胃损伤之症。

【用　法】每早晚适宜热水调服数匙。

【禁　忌】本方以补虚为主，痰多者不宜。

【来　源】《清宫配方集成》。

◎ 天门冬煎（出自《外台秘要方·卷三十八》）

【处　方】天冬汁400g，生地黄汁800g，生姜汁80g，杏仁50g，白蜜320g，牛酥200g，款冬花、升麻、百部根、紫菀、麻黄各120g，炙甘草240g。

【制　法】将上述药物（除汁类药外）切碎，加水3200ml，先煎煮麻黄，去除上沫后再下其他药物，直至煎煮至剩余药汁800ml，过滤去渣，置于铜器中澄净过滤后再置于小火上煎煮，直至减半，依次加入天冬等汁，直至成煎。

【功　效】宣肺化痰，止咳平喘。

【适应证】用于咳嗽气喘，咳唾脓血，视物模糊，食乳石后发冷者。

【用　法】取1汤匙，含化，每日3～5次，直至痊愈。

【来　源】《外台秘要方·卷三十八》。

◎ 杏仁煎（出自《奇效良方》）

【处　方】杏仁（去皮尖）、胡桃肉各200g。

【制　法】将上药研为细末，入炼蜜少许，研如膏。

【功　效】止咳化痰，纳气平喘。

【适应证】用于治老年人久患喘嗽不已，睡卧不得者，服之立效。

【用　法】每服1匙，饭后生姜汤送下。

【禁　忌】实证不宜。

【来　源】《奇效良方》。

◎ 锦囊新定痨嗽膏滋

【处　方】熟地黄400g，生地黄200g，丹参、牡丹皮、牛膝各120g，薏苡仁240g，地骨皮、紫菀、款冬花各80g，麦冬160g，白茯苓（研净末）

120g，川贝母（去心，研净，末）96g，姜炭 24g，白蜜（另炼，入药）240g。

【制　法】上药加清水煎，取头汁、二汁，去渣，小火炼成膏滋，收入瓷器中贮存，再入白茯苓、川贝母，二味并炼蜜，收入前膏。

【功　效】清肺化痰，止咳平喘。

【适应证】用于痨瘵心肺脉俱洪大有力者。

【用　法】取 20g，饭后服，每日 3 次。

【来　源】《冯氏锦囊秘录》。

◎ 治吐痰喘嗽方

【处　方】半夏、甘草各 640g，白矾 240g，生姜 720g。

【制　法】先将半夏用水浸泡，去掉皮及脐，再将白矾煎汤取汁，浸泡半夏，春、夏季 21 天，秋、冬季 49 天，捞起晒干。再用生姜捣烂取汁浸泡，春、夏季 3 天，秋、冬季 7 天，晒干或者阴干，捣研为细末。最后将甘草煎熬成膏，和半夏炼为丸，如樱桃大小。

【功　效】化痰止咳，降气平喘。

【适应证】用于喘嗽吐痰。

【用　法】取 3 丸，睡前含化。

【注　意】方中生半夏有毒，不可轻易使用，需严格按照炮制方法去其毒。

【来　源】《种杏仙方》。

二、滋阴清热止咳膏

◎ 集灵胶

【处　方】天冬、麦冬、生地黄、熟地黄、玄参、桔梗、甘草各 100g。

【制　法】将上药切为细末，水浸后煎煮，纱布滤取汁液，如此 3 遍，将所滤汁液混合后浓缩，下入蜂蜜收膏即成。

【功　效】滋阴清热，化痰止咳。

【适应证】用于虚劳咳嗽。

【用　法】每日 3 次，每次服 1 汤匙，饭后服用，用温开水送服。

【禁　忌】痰湿内盛者慎服。

【来　源】《理虚元鉴》。

◎ 止咳栝楼膏

【处　方】熟瓜蒌 500g，蜜 500g，白矾 4g。

【制　法】先将熟瓜蒌捣烂绞榨取汁，再入蜜及白矾，一起煎熬成膏。

【功　效】清热养阴，化痰止咳。

【适应证】用于干咳无痰。

【用　法】取膏适量，频含咽汁。

【来　源】《本草纲目》。此方亦载于《简便方》。

◎ 宁嗽膏（出自《万病回春》）

【处　方】天冬 400g，杏仁、川贝母、百部、百合各 200g，款冬花 250g，紫菀 150g，白术 150g。

【制　法】将上述药物捣研为粗末，加长流水煎煮 3 次，取 3 次汁，过滤去渣，加饴糖 400g、蜜 800g 再煎，最后入阿胶 200g、白茯苓 200g，入前汁内混合均匀如糊状，膏成。

【功　效】益气养阴，止咳化痰。

【适应证】用于阴虚咳嗽，火动发热，咯血吐血，大敛肺气。

【用　法】取 3 ～ 5 汤匙，空腹服下。

【来　源】《万病回春》。

◎ 铁瓮先生琼玉膏

【处　方】生地黄、新人参各 300g，白茯苓 600g，白蜜 1000g（炼净）。

【制　法】将生地黄熬成膏去渣，白茯苓、新人参研末后加入，白蜜调和成膏。

【功　效】滋阴润肺，填精补髓。

【适应证】用于精血不充之齿落发白、容颜衰老等症，又治阴虚火燥，干嗽无痰。

【用　法】每日空腹酒调 1匙服。

【禁　忌】本方用药滋腻，外感所致咳嗽非本方所宜。服药期间忌食蒜、葱、萝卜、醋、酸等物，戒思虑、劳烦。

【来　源】《清宫配方集成》。

◎ 鹿髓煎

【处　方】鹿髓 500g，蜜 100g，酥 100g，桃仁（汤浸去皮尖双仁，以酒半盏，研取汁）150g，生地黄汁 2000g，杏仁（汤浸去皮尖双仁，以酒 50ml，浸研取汁）1500g。

【制　法】将桃仁汁、杏仁汁、生地黄汁于锅内慢火煎令减半，再下鹿髓、蜜、酥，同煎为膏。

【功　效】补中益气，滋阴止嗽。

【适应证】治虚劳伤中，脉绝筋急，肺痿咳嗽。

【用　法】饭后含咽 1 匙。

【来　源】《奇效良方》。

◎ 白凤膏（出自《类证治裁》）

【处　方】白鸭 1 只，大枣 250g，参苓平胃散 250g，陈酒 500g。

【制　法】将鸭顶血滴酒内饮用。再将鸭去毛去内脏洗净，然后将大枣去核与参苓平胃散一起放入鸭腹中用麻线扎好。再将整鸭放入铜锅中，加入冷水，水量以高出鸭身 10cm 为宜，先用大火将药液煮沸，再用小火煎煮，保持微沸，煎煮时随时加酒。待到锅中水煮干为止，然后将煮好的鸭捣烂为膏状即可。

【功　效】滋阴清热，健脾养肺。

【适应证】用于阴虚肺痿之咳吐脓血，形体消瘦。

【用　法】服用时以人参汤化服，每日 3 次，每次 1 汤匙，空腹服用。

【来　源】《类证治裁》。

◎ 清金膏（出自《清宫配方集成》）

【处　方】天冬、茯苓、川贝母、麦冬各 500g。

【制　法】共以水煎透，去渣，兑蜜收膏。

【功　效】滋阴润肺，清热止血。

【适应证】用于阴虚肺燥之劳嗽吐血，潮热盗汗，舌红少苔，脉细数。

【用　法】每日服数匙。

【禁　忌】本方用药偏于滋腻，表证外感所致咳嗽咯血，非本方所宜。

【来　源】《清宫配方集成》。

◎ 醍醐膏（出自《景岳全书》）

【处　方】牛酥 2000g。

【制　法】将牛酥放入铜锅中用文火煎煮，待到锅中煮沸时取最上层凝聚的油脂，即醍醐。如法炼制 3 次。

【功　效】滋阴养血，润燥止咳。

【适应证】用于肺阴亏虚所致的咳嗽、咳血。

【用　法】每日 3 次，每服 1 汤匙，饭后服用，含服。

【禁　忌】脾虚便溏者慎服。

【来　源】《景岳全书》。

◎ 百花膏

【处　方】百合 500g，款冬花 500g。

【制　法】将上药切碎，水浸后煎煮，纱布滤去药渣，如此 3 遍，再将所滤汁液加热浓缩，下入蜂蜜，慢火熬至如膏状。

【功　效】滋阴润燥，化痰止咳。

【适应证】用于肺阴亏虚所致的咳嗽、咳痰，痰中带血。

【用　法】每日 3 次，每服 1 汤匙，睡前服用，用姜汤送服。

【禁　忌】脾虚湿盛者慎服。

【来　源】《景岳全书》。此方亦载于《清宫配方集成》（一方加茯苓 200g，桔梗 200g，薄荷 200g）。

◎ 百部丹皮膏

【处　方】天冬、紫菀、玄参、麦冬、浙贝母、百部、山药、茯苓、牡丹皮、橘红、黄芩、桑白皮、桔梗、知母、甘草各 100g。

【制　法】共以水煎透，去渣再熬浓汁，炼蜜为膏。

【功　效】滋阴降火，化痰止咳。

【适应证】用于阴虚火旺之咳嗽，症见咳嗽喘急，五色稠痰，口干声哑，手足五心发热，遍身无力，精神疲倦，舌红少苔，脉细数。肺痿、肺痈，吐血、衄血，痰中见血，并皆治之。

【用　法】每服 10g，白开水冲服。

【禁　忌】寒性咳嗽不宜。服药期间，忌食烧酒、动火之物，戒房欲、劳碌、气恼。

【来　源】《清宫配方集成》。

◎ 新定清宁膏

【处　方】麦冬、生地黄各 100g，橘红、桔梗各 30g，川贝母、甘草各 20g，龙眼肉、薏苡仁各 80g，薄荷 25g。

【制　法】将上药切碎，水浸后煎煮，纱布滤去药渣，如此 3 遍，再将所滤汁液加热，浓缩后下入蜂蜜收膏。

【功　效】滋阴清热，化痰止咳。

【适应证】用于虚劳，阴虚内热、炼液为痰、肺气不利所致的咳嗽咳血。

【用　法】每日 3 次，每服 1 汤匙，饭后服用，用温开水送服。

【禁　忌】虚寒证慎服。

【来　源】《医宗必读》。

◎ 百花煎

【处　方】生地黄汁、藕汁各 500g，黄牛乳 750g，胡桃仁（研如糊）10 枚，生姜汁 250g，干柿（细锉，研如糊）5 枚，大枣（浸去核，细研如糊）21 枚，清酒 500g，黄明胶（炙燥，为末）、秦艽（为末）各 25g，杏仁（汤浸，去皮尖双仁，炒研如糊）150g。

【制　法】将前 7 味药同入清酒中煎沸，再下余药，待药液减半，入蜜 200g，慢火煎为膏。

【功　效】滋阴润肺，凉血止血。

【适应证】用于吐血不止，咳嗽。

【用　法】每服 1 匙，每日 3 次，糯米饮调下，酒亦可。

【来　源】《奇效良方》。

◎ 玄霜雪梨膏

【处　方】雪梨汁 600g，藕汁、鲜生地黄汁、茅根汁各 300g，麦冬汁、萝卜汁各 150g。

【制　法】将上述 6 种汁重新过滤去渣，取清汁，置于火上熬炼，下蜜 960g、饴糖 480g、姜汁 25g，直至煎熬如稀糊状，则膏成。

【功　效】清热养阴，化痰止嗽。

【适应证】用于咯血、吐血、嗽血久不止及治劳心动火、劳嗽久不愈。

【用　法】取 1 汤匙，口服，每日 1 次。

【说　明】如果咳嗽仍不止者，加侧柏叶汁 30g、韭白汁 15g、茜根汁 15g，过滤去渣，加入前汁内煎成膏服之。

【来　源】《万病回春》。

◎ 八 珍 膏

【处　方】梨汁、萝卜汁、藕汁、乳汁各 200g，柏枝汁 400g，知母末、黄柏末各 80g。

【制　法】先将梨汁、萝卜汁、藕汁、乳汁、柏枝汁一起煎熬成膏，再入知母末、黄柏末，搅拌均匀。

【功　效】养阴清热，化痰止咳。

【适应证】用于劳瘵。劳瘵是指由于痨虫侵袭肺叶而引起的一种具有传染性的慢性虚弱疾病，或称肺痨、尸注、转注、劳注、劳疰、虫疰及急痨、劳瘵骨蒸等，以咳嗽、咯血、潮热盗汗及胸痛、身体逐渐消瘦为主要临床特征。

【用　法】取 2 茶匙，白开水送下。

【来　源】《鲁府禁方》。

◎ 治虚劳痰嗽膏

【处　方】白糖、蜜、萝卜汁、姜汁、藕汁、雪梨汁、人乳汁各 250g，柿霜 100g。

【制　法】将上述药物混合在一起，置于瓷器中，用火煎熬成膏。

【功　效】益气养阴，化痰止嗽。

【适应证】用于虚劳痰嗽。

【用　法】取 1 汤匙，口服，每日 2 次。

【说　明】原方名为并无方名，为方便读者理解与查阅，故根据方剂功效更名为治虚劳痰嗽膏。古方中有人乳，现可以不用或用牛乳、羊乳代替。

【来　源】《种杏仙方》。

◎ 八仙滋补膏

【处　方】人乳、白萝卜汁、梨汁、藕汁、韭菜汁各 50g，黑豆 150g，蜂蜜 200g。

【制　法】黑豆炒炭存性，打成粉末备用。除蜂蜜外，余药放入铜锅中，先用大火将药液煮沸，再用小火煎煮，保持微沸，煎煮时应及时搅拌，防止粘锅，煮 2～5 小时，待到锅中逐渐形成稠膏状，放入制备好的黑豆粉，搅拌均匀，然后放入蜂蜜，用小火煎熬，并不断用筷子搅拌和匀收膏。

【功　效】滋阴清热，化痰止咳。

【适应证】用于肺胃阴虚所致的痨证。

【用　法】每日 3 次，每服 1 汤匙，饭后服用，用白开水送服。

【禁　忌】脾虚便溏者慎服。

【说　明】原方名为“八仙滋补丹”，方名提示剂型为丸剂，而实际制作方式为膏剂，为方便读者理解与查阅，故根据方剂功效更名为八仙滋补膏。古方中有人乳，现可以不用或用牛乳、羊乳代替。

【来　源】《良朋汇集经验神方》。

◎ 肺痿骨蒸膏

【处　方】炼羊脂、炼羊髓各 200g，炼蜜、生地黄汁各 500ml，生姜汁 100ml。

【制　法】先将羊脂及羊髓煎滚，下炼蜜、生地黄汁及生姜汁，不停搅拌，小火煎熬成膏。

【功　效】清热滋阴，退热除蒸。

【适应证】用于肺痿骨蒸。

【用　法】取 1 汤匙，空腹温酒调服或入粥食服。

【来　源】《本草纲目》。此方亦载于《饮膳正要》。

◎ 地冬膏

【处　方】生地黄汁 400g，人参 90g，麦冬汁 1000g，生姜汁 100g，紫菀、川贝母、款冬花、炙甘草各 90g。

【制　法】将人参、紫菀、川贝母、款冬花、炙甘草切碎，加水 1400ml 煎煮，直至煎至剩下 600ml，过滤去渣取汁，倒入锅中，下生地黄汁、麦冬汁、生姜汁等煎煮至沸腾 30 次，下蜜 200g，煎熬至如饴糖则膏成，盛于干燥容器中冷却备用。

【功　效】补肺养阴，化痰止咳。

【适应证】用于肺气虚所致咳嗽及头发变白。

【用　法】取 5g，含化，每日 1 次，随病情逐渐增加剂量。

【来　源】《外台秘要方》。

◎ 滋阴清化膏

【处　方】生地黄、熟地黄、天冬、麦冬、白茯苓、炒山药、枸杞子、白芍、黄柏、知母、玄参、薏苡仁各 120g，五味子 84g，生甘草 60g。

【制　法】将上药切为细末，水浸后煎煮，纱布滤取汁液，如此 3 遍，将所滤汁液混合后浓缩，下入蜂蜜收膏即成。

【功　效】清热滋阴，化痰止咳。

【适应证】用于咳嗽。

【用　法】取 10g，空腹含化。

【说　明】有盗汗加蜜炙黄芪 42g；咳嗽痰多者加陈皮、川贝母各 60g。

【来　源】《万病回春》。

◎ 加味固本胶

【处　方】生地黄、熟地黄、桔梗、玄参、川贝母、百合、阿胶、紫菀、麦冬、甘草各 100g，茯苓 300g。

【制　法】将上药切为细末，水浸后煎煮，纱布滤取汁液，如此 3 遍，将所滤汁液混合后浓缩，下入阿胶、蜂蜜收膏即成。

【功　效】滋阴清热，化痰止咳。

【适应证】用于虚劳阴虚内热，炼液为痰，肺气不利之咳嗽。

【用　法】每日 3 次，每次服 1 汤匙，饭后服用，用温开水送服。

【禁　忌】痰湿内盛者慎服。

【来　源】《理虚元鉴》。

◎ 香茶饼

【处　方】甘松、白豆蔻、沉香、檀香、桂枝、白芷各 90g，孩儿茶、细辛、薄荷各 300g，木香、藁本各 30g，冰片 15g。

【制　法】将上述药物一起捣研为细末，再将甘草 1500g 捣研为粗末，加水浸泡一晚，过滤去渣，混合一起，煎熬成膏，和为饼用。

【功　效】清热生津，化痰止嗽。

【适应证】用于热盛导致的口中异味，口干，痰热咳嗽，头目昏蒙。

【用　法】取饼适量，含化。

【来　源】《种杏仙方》。

三、温阳散寒止咳膏

◎ 覆盆子膏

【处　方】覆盆子 1000g。

【制　法】将覆盆子取汁，少加炼蜜，煎熬成膏。

【功　效】敛肺止咳，温阳散寒。

【适应证】用于肺脏虚寒，咳逆痰唾，背寒短气。

【用　法】每次服 10g，白水冲服。

【禁　忌】热咳不宜。

【来　源】《普济方》。

◎ 冷嗽膏

【处　方】干姜 150g，饴糖 500g。

【制　法】将干姜捣研为细粉，与饴糖混合，一起搅拌，直至均匀，再取大米 1500g 蒸熟，与前药一起混合均匀。

【功　效】温肺止咳，温阳散寒。

【适应证】用于寒咳，症见阵发性咳嗽，咯痰清稀色白量多，遇冷加剧。

【用　法】每次 3g，含化。白天含服 5 次，晚上含服 2 次。

【说　明】《备急千金要方》中没有该方方名的描述；《外台秘要方》中描述该方为"《千金》疗冷嗽方"，为方便读者理解查阅，故根据方剂功效更名为冷嗽膏。

【来　源】《备急千金要方》。此方亦载于《外台秘要方》，用法为白天含服 5 次，晚上含服 3 次。

◎ 治疗肺虚寒方

【处　方】大枣肉、杏仁各 50g，广陈皮 25g，酥、崖蜜、饴糖、生姜汁、生百部汁各 200g。

【制　法】将上述药物混合均匀后小火煎煮，不断搅拌，反复浓缩，待姜汁和百部汁只剩下以前的一半，停止煎熬，膏成。

【功　效】温肺散寒，降气止咳，利咽开音。

【适应证】用于邪气犯肺而致的肺虚寒证，症见声音嘶哑难出，气喘，呼吸困难，咳嗽，咳痰。

【用　法】每次取 3g，温酒送服，慢慢咽汁，每日 3 次，不拘日夜。

【来　源】《外台秘要方》。

◎ 芫花煎（出自《备急千金要方》）

【处　方】芫花、干姜各 100g，白蜜 1000ml。

【制　法】将芫花、干姜研为极细末，放入白蜜中搅拌均匀，再微火慢煎，水气尽即膏成。

【功　效】温阳散寒，止咳疗嗽。

【适应证】用于新咳、久咳。

【用　法】每服如枣核大，白天 3 次，晚上 1 次。

【注　意】不可过量服用。

【来　源】《备急千金要方》。

◎ 芫花煎（出自《外台秘要方》）

【处　方】芫花 300g，干姜末 400g，蜜 1000g。

【制　法】先用水煎煮芫花，药成，滤汁去渣，加入干姜末和蜜，一起合煎，直至煎如糜粥则膏成。

另有一方不加干姜，只取芫花汁和蜂蜜同煎，直至可做成丸剂，每次口服 10g，每日 3 次。

【功　效】蠲饮散寒，止咳化痰。

【适应证】用于积年久咳。

【用　法】每次取 1.5g，口服，每日 3 次，效果不明显时可以加量。

【来　源】《外台秘要方》。

◎ 射干煎

【处　方】生射干、款冬花各 100g，紫菀、细辛、桑白皮、附子、甘草各 10g，生姜汁（或干姜 500g）、白蜜、竹沥各 1000ml，饴糖 250g。

【制　法】将上 7 味药切为细末。射干先放入白蜜与竹沥的混合液中煎 5～6 沸，纱布绞取汁，剩余 6 味粉末水浸一夜，煎煮 7 沸后纱布滤取汁。将两次所取汁液混匀，兑入生姜汁、饴糖，浓缩如膏状即成。

【功　效】降气化痰，散寒止咳。

【适应证】痰涎壅盛，喘咳气急难卧，胸膈满闷等症。

【用　法】每次服1匙，白天3次。严重者，晚上加2次。

【注　意】方中附子有毒。

【禁　忌】虚证不宜服。

【来　源】《备急千金要方》。

◎ 射干冬花止咳膏

【处　方】射干、桑白皮、款冬花各250g，紫菀、细辛、芫花根、甘草各15g，生竹沥200g，附子15g，饴糖、干姜各150g，炙白蜜300g。

【制　法】先将射干切碎，同炙白蜜、生竹沥汁一起煎煮，药成，过滤去渣。再将其他药物切碎后用水浸泡一晚，反复煎煮7遍，滤汁去渣，入饴糖、姜末，煎熬至如稠糖。

【功　效】降气化痰，散寒止咳。

【适应证】用于咳嗽。

【用　法】每次取5g，口服，白天3次，晚上1次，无效可以慢慢加大剂量。

【禁　忌】忌海藻、菘菜、猪肉、冷水、生菜。

【说　明】方中细辛、芫花根及附子均有毒。

【来　源】《外台秘要方》。

◎ 款冬花煎

【处　方】款冬花、干姜、芫花根各100g，五味子、紫菀各150g。

【制　法】先将款冬花、干姜及芫花根捣碎研为细末，然后将款冬花、五味子及紫菀3味加水共煎，药成，过滤去渣，最后将芫花根末、干姜末及蜂蜜500g，一起加入到前药中，放入铜制器皿中小火合煎，直至成膏。

【功　效】化痰止咳，温阳散寒。

【适应证】用于新咳、久咳。

【用　法】每次 3g，含服，每日 3 次。

【禁　忌】忌蒜、面、腥腻。

【来　源】《外台秘要方》。

◎ 人参款花膏

【处　方】人参、款冬花、五味子、桑白皮各 35g，紫菀 50g，杏仁 40g，木香、槟榔、紫苏、半夏（制）各 25g，炼蜜 1000g。

【制　法】将上述药物混合均匀后加水小火煎煮，不断搅拌，再加入炼蜜小火熬成膏。

【功　效】温化寒痰，行气止咳。

【适应证】用于治肺胃虚寒，久嗽不已，咽膈满闷，咳嗽气壅之症。

【用　法】食后每服 1 勺，淡姜汤下。

【禁　忌】热证不宜。

【来　源】《古今医统大全》。

◎ 干枣补肺煎

【处　方】大枣肉 150g，杏仁 75g，酥、姜汁、蜜、饴糖各 300g。

【制　法】将上述 6 味药物依常法放到小火上煎煮，反复煎煮，不断浓缩，直至膏成。

【功　效】温肺散寒，宣肺止咳。

【适应证】用于肺寒导致的咳嗽，多唾，息粗，鼻塞。

【用　法】每次 10g，口服，每日 1 次，痊愈后停服。

【来　源】《外台秘要方》。

◎ 天门冬煎（出自《古今录验方》）

【处　方】天冬、炮附子、干姜、人参各 300g，杏仁、川椒各 3000g，桂心、厚朴、杜仲、苦参各 150g，炮乌头 2 枚，蜈蚣（去头足）1 条。

【制　法】先将杏仁捣烂如泥，其余药物一起捣研为细粉、过筛，作散，再与 2500g 饴糖混合一起捣研，直至膏成。

【功　效】温阳散寒，降气止咳。

【适应证】用于咳嗽。

【用　法】每次 5g，口服，每日 3 次。

【禁　忌】忌冷水、猪肉、生葱、鲤鱼。

【注　意】方中乌头、附子均有毒。

【来　源】《古今录验方》。此方亦载于《外台秘要方》。

四、清热化痰止咳膏

◎ 紫菀膏

【处　方】枇杷叶、木通、款冬花、紫菀、杏仁、桑白皮各 100g，大黄 50g。

【制　法】将上药切为细末，水浸后煎煮，纱布滤取汁液，如此 3 遍，将所滤汁液混合后浓缩，下入蜂蜜 300g 收膏即成。

【功　效】清热化痰，止咳平喘。

【适应证】用于上焦有热，咳嗽黄痰，兼治痰喘。

【用　法】每次服 1 匙。

【禁　忌】阴虚火旺者勿服。

【来　源】《世医得效方》。此方亦载于《张氏医通》。

◎ 润燥清热化痰膏

【处　方】生地黄、当归、杏仁、法半夏、橘红、炙香附各 100g，一捻金 80g，生白芍、芦荟各 150g，瓜蒌 200g，生栀子、炒青皮各 60g，石斛 150g，天花粉 100g，蜂蜜 500g。

【制　法】共以水熬透去渣，再熬浓汁，兑蜂蜜 500g、梨膏 600g 收膏。

【功　效】清热化痰，生津润燥。

【适应证】用于燥热犯肺证，症见痰盛咳喘，或白或黄，黏稠难咯，胸闷胁痛，口苦咽干，腹胀便秘，舌红少津，脉弦数。

【用　法】每次服 1 匙，温水送下。

【禁　忌】痰属寒湿者，不宜。

【来　源】《清宫配方集成》。

◎ 宁嗽太平膏

【处　方】天冬、麦冬、石斛、川贝母、百合各 100g，款冬花 30g，生地黄、枇杷叶各 50g，玄参、桔梗、知母各 40g。

【制　法】川贝母打粉收膏时兑入，其他各药共合一处，用水煎煮两次，过滤，浓缩，兑蜜 300g 及川贝母粉，收为成膏。

【功　效】滋肝清热，养肺宁嗽。

【适应证】用于肝虚有热，熏蒸肺气，咳嗽时缓时多，胸闷胁痛。

【用　法】每次 10g，适宜热水冲服。

【禁　忌】表证仍在及寒痰咳嗽，非本方所宜。

【来　源】《清宫配方集成》。

◎ 清嗽止渴抑火化饮膏

【处　方】苏梗、前胡、天花粉、霜桑叶、菊花、麦冬、赤茯苓、炒谷芽、炒神曲各 90g，橘红、竹茹各 60g，甘草 30g。

【制　法】共以水煎透，去渣再熬浓汁，兑炼蜜 500g 为膏。

【功　效】清嗽止咳，抑火化饮。

【适应证】用于外感风热，内有痰饮之证。咳嗽痰黄，胸膈不利，口微渴，纳呆。

【用　法】每次服 2 匙，温水送服。

【禁　忌】咳嗽属风寒者，非本方所宜。

【来　源】《光绪皇帝医方选议》。

◎ 梨膏

【处　方】鸭梨 20 个。

【制　法】鸭梨去核，取汁，兑炼蜜 200g 收膏。

【功　效】润肺降火，化痰止咳。

【适应证】用于干咳久咳，咳嗽燥呛，咽喉干燥，失音气促，痰中带血。

【用　法】每次服 1 匙，每日 3 次。

【禁　忌】脾虚痰湿内盛及寒痰咳嗽，本方不宜。

【来　源】《慈禧光绪医方选议》。

◎ 地黄麦门冬煎

【处　方】生地黄汁、生麦冬汁各 600g，生姜汁 20g，酥 40g，白蜜 40g。

【制　法】先煎煮生地黄汁、生麦冬汁和姜汁，至三分减至一分，入酥、白蜜，小火慢煎如稀糖，最后入川贝母末 15g、紫菀末 8g，搅拌均匀，备服。

【功　效】滋阴润肺，化痰止咳。

【适应证】用于肺热咳嗽。

【用　法】每次取 10g，口服，白天 2 次，晚上 1 次。

【禁　忌】忌芜荑。

【来　源】《外台秘要方》。

◎ 贝母煎

【处　方】川贝母 90g，紫菀、五味子、百部根、杏仁、炙甘草各 60g。

【制　法】将上述药物切碎后加水同煎，药成，过滤去渣取汁，同地黄汁 600g、生麦冬汁 200g、白蜜 100g、好酥 50g、生姜汁 20g 合煎，小火慢熬，直至成膏。也可先取地黄汁、麦冬汁及先前所得汤汁一起煎煮，直至剩下一半时，再加入好酥和姜汁，不停搅拌，又减少至先前的一半时加入蜂蜜，慢慢煎熬，直至膏成。川贝母可单独打成细粉，待收膏时加入。

【功　效】化痰止咳，降气润肺。

【适应证】用于突发热性咳嗽。

【用　法】每次 3g，含化，白天 3 次，晚上 2 次。

【注　意】忌海藻、菘菜、咸物。

【来　源】《延年秘录》。此方亦载于《外台秘要方》。

◎ 流金膏

【处　方】石膏、酒大黄各 200g，黄芩、橘红各 150g，连翘、川芎、桔梗、川贝母、胆南星、薄荷、香附子各 100g。

【制　法】将上药切碎，水浸后煎煮，纱布滤去药渣，如此 3 遍，再将所滤药液加热浓缩，下入蜂蜜，慢火熬至稠膏状。

【功　效】清热化痰，降逆止咳。

【适应证】用于一切由火热、痰热所引起的咳嗽。

【用　法】每日 2 次，每服 1 汤匙，午后及睡前服用，用白开水送服。

【禁　忌】服用时忌服酒面及湿热之物。

【来　源】《景岳全书》。此方亦载于《古今医统大全》。

◎ 清热和肝化痰膏

【处　方】生地黄、麦冬、鲜石斛、天花粉、生白芍、当归、炙香附、杏仁、白菊花各100g，瓜蒌200g，芦荟、橘红、法半夏各80g，鲜青果14枚。

【制　法】共以水熬透去渣，再熬浓汁，兑梨膏1200g收膏。

【功　效】清热泻火，和肝化痰。

【适应证】用于痰热壅肺之咳嗽口渴，耳鸣胸堵，脉左关弦而近数，右寸关略滑。

【用　法】每次服1匙，白开水送下。

【禁　忌】咳嗽属寒者不宜。

【来　源】《清宫配方集成》。

◎ 清肝降火止咳膏

【处　方】炙香附、瓜蒌各100g，生杭芍150g，当归、橘红、半夏、浙贝母各100g，青皮、龙胆、黄连、黄柏、一捻金各60g，酒芩、枳壳、炒栀子各80g，生地黄100g。

【制　法】共以水煎透，去渣再熬浓汁，兑蜂蜜1000g收膏。

【功　效】清肝降火，止咳化痰。

【适应证】用于肝火胃热痰滞之咳嗽，症见咳嗽阵作，头晕心烦，尿黄便秘，脉左关略弦，右部滑。

【用　法】每晚服1匙，开水冲下。

【禁　忌】表证仍在、恶寒发热者，不宜使用本方。

【来　源】《清宫配方集成》。

◎ 治疗虚热咳嗽膏

【处　方】黑嘴白鸭 1 只，大枣肉 100g，参苓平胃散（末）50g，陈酒 500ml。

【制　法】将白鸭去毛，去除内脏，入大枣肉及参苓平胃散末，固定，取砂锅一个，置鸭在内，于炭火上慢煨，将陈酒分作 3 次加入，以酒干为度，取起，食鸭及枣。

【功　效】清火泄肺，凉血止血。

【适应证】用于久虚发热，咳嗽吐痰，咳血，火乘金位者。

【用　法】直接食鸭及枣。

【来　源】《本草纲目》。本方亦出自《十药神书》。

◎ 天门冬煎（出自《外台秘要方·卷十》）

【处　方】天冬 90g，款冬花、川贝母各 30g，麦冬、紫菀、茯苓、升麻各 60g，生姜汁 200g，蜜 200g，酥 20g，地黄汁 600g。

【制　法】先加水煎煮前面 7 味药物，药成，滤汁去渣，入生姜汁、地黄汁同煎，最后加蜜、酥于银器中，与先前所得药汁一起合煎，直至可成膏。

【功　效】润肺止咳，散结利咽。

【适应证】用于肺热咳嗽，咽喉肿大闭塞不通。

【用　法】每次取 10g，含化，不拘日夜，可服至 3 ～ 5 次。

【禁　忌】忌醋、鲤鱼等。

【来　源】《外台秘要方·卷十》。

◎ 通声膏方

【处　方】杏仁、白蜜、姜汁、砂糖各 300g，川木通、石菖蒲各 100g，桑白皮、川贝母、紫菀、五味子、款冬花各 150g。

【制 法】将药材饮片切碎，水浸后煎煮，纱布滤去药渣，如此 3 遍，将所滤汁液混匀，加热浓缩，下入白蜜、姜汁、砂糖，搅拌均匀，慢火浓缩至稠膏。

【功 效】清热润肺，止咳化痰。

【适应证】用于肺热、痰火所致的突发咳嗽，声音难出。

【用 法】每日 3 次，每服 1 汤匙，饭后服用，用温水送服。

【禁 忌】忌蒜、面、炙肉等。

【来 源】《景岳全书》。

◎ 栝蒌膏

【处 方】青嫩瓜蒌汁 800g，竹沥 40g，白蜜 400g。

【制 法】先将青嫩瓜蒌汁加入到砂锅内，慢火煎熬，直至减半，入竹沥、白蜜，再煎熬至沸腾数次，直至膏成，瓷罐收贮。

【功 效】清热化痰，宽胸理气。

【适应证】用于上焦痰火。

【用 法】取 20g，倒入茶盏中，白开水送服，可不拘时服。

【来 源】《鲁府禁方》。

◎ 清热化痰膏

【处 方】生地黄 240g，熟地黄、核桃肉、大枣肉、莲肉、柿霜、山茱萸各 60g，枸杞子、胡黄连、人参、知母、川贝母、银柴胡、诃子肉、牡丹皮、地骨皮、山药、黄芪、黄芩、黄柏、陈皮、白沙参、杏仁、桔梗、黄菊花、五味子、白芍、栀子、香附、松花、天冬、麦冬、厚朴、枳壳、当归、白术、桑白皮、天花粉、瓜蒌仁、白茯苓、乳香、没药、延胡索、玄明粉、鹿角胶、罂粟壳、柏子仁各 15g，梨汁 300g，藕汁 120g，五加皮 25g。

【制　法】将上药饮片切碎，水浸后煎煮，纱布滤取药汁，如此 3 遍，将所滤药汁加热浓缩，下入蜂蜜 300g，搅拌均匀，放入松花、玄明粉、白矾、乳香、柿霜、梨汁、藕汁，浓缩至如膏状即成。

【功　效】清热解毒，降气化痰。

【适应证】用于痰火。

【用　法】取 12g，于晨起用温水兑服，可以不拘食之前后；同时取 50 丸，不拘时，白开水送下。

【注　意】方中罂粟壳易成瘾，不宜常服；孕妇及儿童禁用；运动员慎用。

【来　源】《鲁府禁方》。

◎ 泄气除热方

【处　方】枸杞根皮 500g，石膏 400g，白前、杏仁各 150g，橘皮、白术各 250g，赤蜜 350ml。

【制　法】将前 6 味药切碎，水煮滤汁，水煎 3 遍，将滤汁混匀后浓缩，再下入赤蜜，浓缩至如膏状。

【功　效】清热化痰，泻肺定喘。

【适应证】肺脏实热，胸凭仰息，气急欲喘等症。

【用　法】每服 1 匙，每日 3 次。

【禁　忌】寒证不宜服。

【来　源】《备急千金要方》。

◎ 断根膏

【处　方】天冬、麦冬各 100g，杏仁、瓜蒌仁、胡桃仁各 25g。

【制　法】用水熬成膏，碗盛，又用蜜 250g、真麻油 200g，先将生姜 500g 取汁同麻油熬，次入蜜熬熟，和前药膏共一处熬成膏，将罐盛贮，出火气。

【功　效】清热润肺，降气平喘。

【适应证】用于肺热津伤之哮喘。

【用　法】每用白滚汤调 3 ～ 5 茶匙，空腹服。

【禁　忌】痰饮停肺之哮喘不宜。

【来　源】《寿世仙丹》。

五、理气化痰止咳膏

◎ 安嗽化痰膏

【处　方】杏仁、葛根、枳壳、桔梗、半夏、橘红、桑白皮、炙甘草、茯苓、紫苏、前胡、麻黄各 200g。

【制　法】将上药切碎，水浸后煎煮，纱布滤去药渣，如此 3 遍，将所滤药液加热浓缩，下入蜂蜜，慢火熬至稠膏状。

【功　效】理气化痰，宣肺止咳。

【适应证】用于客邪伤肺，久嗽不止。

【用　法】每日 3 次，每服 1 汤匙，饭后服用，用温开水化服。

【来　源】《类证治裁》。

◎ 调 味 膏

【处　方】雪梨 400g，生地黄 100g，杏仁 200g，生姜、苏子各 100g。

【制　法】共捣取汁，熬浓煎熟，加白蜜 200g 再熬成膏。

【功　效】降气化痰，清补肺胃。

【适应证】用于干咳，症见气上似喘，腰胯酸痛，大便不畅，耳鸣眠差。

【用　法】每次用 5～10g，每早另服燕窝 10g。

【禁　忌】寒痰壅肺之咳嗽非宜。

【来　源】《清宫配方集成》。

◎ 清金宁嗽膏

【处　方】生地黄（酒炒）、麦冬（去心）各 500g，橘红 150g，龙眼肉 400g，桔梗、甘草、川贝母粉各 100g，薏苡仁粉 400g，薄荷粉 50g。

【制　法】将前 6 味熬成膏，再加薏苡仁粉、川贝母粉、薄荷粉入膏内。

【功　效】益气健脾，清金宁嗽。

【适应证】用于劳嗽吐血。

【用　法】每次服 1 匙，温开水送服。

【禁　忌】本方用药偏于滋腻，表证外感所致咳嗽咯血，非本方所宜。

【来　源】《清宫配方集成》。

◎ 枇杷膏

【处　方】枇杷叶（新鲜者更佳，洗净毛）56 片，秋梨（去皮心，切片）2 个，大枣 300g，莲子（不去皮）150g，白蜜 200g。

【制　法】先将枇杷叶放锅内用水煎汁。去叶，再将群味合入，以莲子融烂为止，收瓷罐内。随意食之。

大便干燥者，多加白蜜，大便溏泄者以白糖代替；痰多者加川贝母 35g，研末；若吐血，加藕节 21 个，捣汁同煎收膏。

【功　效】润肺健脾，降火止咳。

【适应证】用于气血不足，咽痛干咳。专治劳伤，虚损吐血，咳嗽发烧，身体瘦弱，四肢酸软，精神疲倦，腰背疼痛，饮食不进，以及一切留饮停痰、肺气不足等症。凡虚病多服汤剂，则脾胃受伤，饮食减少，病反加重，宜此膏常服之。

【用　法】每次 10g，温水冲服。

【禁　忌】寒咳实证，非本方所宜。

【来　源】《清宫配方集成》。

◎ 和肝化痰膏

【处　方】全当归、生地黄各 80g，生杭芍、旋覆花（包煎）、法半夏、泽泻、炙香附、化橘红各 60g，茯神 100g，柏子仁 40g，酸枣仁 50g，甘草 30g，蜜 600g。

【制　法】共以 10 倍量水煎透，去渣再熬浓汁，兑蜜 600g 收膏。

【功　效】疏肝理气，化痰止咳。

【适应证】用于肝火痰嗽证，症见咳嗽时作，鼻塞声重，头晕心悸，烦躁失眠，身肢稍倦，脉左关弦而近数，右寸关沉滑。

【用　法】每次服 1 匙，温开水冲服。

【禁　忌】表证仍在、恶寒发热者，不宜使用本方。

【来　源】《清宫配方集成》。

◎ 枣膏丸

【处　方】葶苈子 300g，陈皮 300g，桔梗 300g，大枣 1500g。

【制　法】上药除大枣以外加水煎煮 3 次，合并滤液，加热浓缩为清膏；另将大枣用水煎煮成膏，最后两者合并加蜂蜜 500g，收膏即成。

【功　效】行气散结，降气平喘。

【适应证】用于肺积息贲症，伴其人恶寒发热、喘嗽、发痈疽。

【用　法】每次服 1 匙，每日 3 次。

【禁　忌】虚证不宜服。

【来　源】《普济本事方》。

◎ 唾血方

【处　方】杏仁、生姜汁各 1000ml，糖、蜜各 500ml，猪膏 100ml。

【制　法】用猪膏先煎杏仁，待颜色变黄，捣如膏状，再与生姜汁、糖、蜜混匀合煎，至如膏状即成。

【功　效】降气化痰，润肺止咳。

【适应证】用于上气咳嗽，喘息不止，喉中如有物状，唾血等症。

【用　法】每次服 1 匙，日夜 6 ～ 7 次，渐渐加之。

【禁　忌】热证不宜服。

【来　源】《备急千金要方》

◎ 苏子煎

【处　方】苏子、杏仁各 1000g，白蜜、生姜汁、地黄汁各 1000ml。

【制　法】将苏子捣为细末，用地黄汁、生姜汁浸之，再用纱布绞取汁，如此多遍，至苏子味尽；熬杏仁至色黄黑，研为细末，再用地黄汁、生姜汁浸之，纱布绞取汁，如此 6 ～ 7 遍，至杏仁味尽。将两次绞取汁液与白蜜混匀，微火慢煎，浓缩至如饴糖状。

【功　效】养阴润肺，降气止咳。

【适应证】用于喘咳气急难卧，痰涎壅盛，胸膈满闷等症。

【用　法】每服 1 匙，白天 3 次，晚上 1 次。

【禁　忌】湿热证不宜服。

【来　源】《备急千金要方》。此方亦载于《外台秘要方》《奇效良方》。

◎ 咳嗽上气方

【处　方】杏仁 200g，白蜜 300g，牛酥 500g。

【制　法】先将杏仁于瓷器中捣碎，加入 800g 水，共得药汁 1000g，取干燥的铜制器皿，先倒入 600g 药汁于铜制器皿中，记录其深浅；又倒入剩下的 400g 药汁，小火慢煎，直至减至所作标记处，入白蜜及酥，再次煎熬直至下降到所作标记处，膏成，贮存在干燥的瓷器中。

【功　效】滋阴润肺，降气止咳。

【适应证】用于咳嗽，胸闷胸痛；也可以填补虚损不足，遇风怕冷。

【用　法】每日取 10g，口服，每日 3 次，能饮酒者可以用温酒送服，不能饮酒者，也可以用粥送服。一般服用 7 天后痰色可以变白，14 天变稀，21 天咳嗽消失。

【说　明】原方名为“《救急》疗上气咳，肺气胸痛方”，为方便读者理解查阅，故根据方剂功效更名为咳嗽上气方。

【来　源】《外台秘要方》。

◎ 降逆止咳膏

【处　方】蜀椒 50g，桂心 9g，乌头、大附子各 10g，干姜、人参各 6g，杏仁 25g，天冬 15g，蜈蚣 15g，饴糖 1300g。

【制　法】先将上述药物除杏仁、饴糖外捣研为细末，杏仁捣烂成膏后加入所得药末，混合均匀，反复捣研，最后与烊化后的饴糖同煎，不断搅拌，使其混合均匀，直至膏成。

饮食不消化者，再加杏仁 25g；出现少气、少腹拘急、腰痛者，加天冬、杜仲；出现风证者加乌头 6g、附子 3g，但立夏后不能加；素有痰饮者加葶苈子 30g，研成粉末，一起煎熬。

【功　效】温肺化饮，降逆止咳。

【适应证】用于咳嗽，咽喉中有腥臭气味，头晕头痛眼疼，耳鸣，消瘦，胸闷，恶心呕吐呃逆，口中多唾液，胃脘胀满，多饮食少，劳瘵并淋证。

【用　法】每次取 3g，含服，白天 6 ～ 7 次，晚上 2 ～ 3 次，以感觉到胸中温暖为度。

【禁　忌】忌猪肉、冷水、生葱、鲤鱼等物。

【注　意】方中乌头、附子及葶苈子均有毒。

【说　明】原方名为“疗疰并淋，通气丸方”，方名提示剂型为丸剂，而实际制作方式为膏剂，为方便读者理解与查阅，故根据方剂功效更名为降逆止咳膏。

【来　源】《外台秘要方》。

◎ 款冬煎方

【处　方】款冬花、干姜、紫菀各 300g，五味子 200g，芫花 100g（熬令赤）。

【制　法】将上药切为细末，先煮款冬花、五味子、紫菀 3 味，纱布滤取汁，再放入芫花末、干姜末，加蜜 3000ml，搅拌均匀，于锅中微火煎令如饴糖。

【功　效】降气化痰，止咳疗嗽。

【适应证】用于新咳、久咳。

【用　法】每服如半枣大，每日 3 次。

【注　意】不可过量服用。

【来　源】《备急千金要方》。

◎ 气嗽及涕唾鼻塞方

【处　方】大枣肉 1000g，杏仁 500g，酥、生姜汁、白糖、生百部汁、白蜜各 500ml。

【制　法】将大枣肉、杏仁研烂，与后 5 味药混匀，微火慢煎，时时搅拌，待药液黏稠如饴糖即成。

【功　效】补益肺气，止咳化痰。

【适应证】用于肺部受寒损伤，咳嗽上气，鼻塞等症。

【用　法】每服 1 匙，温酒化服，细细咽之，每日 2 次。

【禁　忌】实热证不宜服。

【来　源】《备急千金要方》。

◎ 酥蜜膏酒止气嗽通声方

【处　方】酥、崖蜜、饴糖、姜汁、百部汁各 500ml，大枣肉、杏仁各 250g，柑皮 50g。

【制　法】将后 3 味药切为细末，与前 5 味混匀，微火慢煎，时时搅拌，待药液减半即成。

【功　效】补益肺气，止咳化痰。

【适应证】用于肺虚寒，厉风所伤，语声嘶塞，气息喘惫，咳唾痰涎。

【用　法】每次服 1 匙，温酒化服，细细咽之，白天 2 次，晚上 1 次。

【禁　忌】实热证不宜服。

【来　源】《备急千金要方》。

◎ 杏仁煎（出自《济世全书》）

【处　方】杏仁（去皮尖，研）150g，桑白皮、川贝母（去心）、木通各 55g，紫菀、五味子、款冬花、知母各 50g。

【制　法】将上述药切碎，除杏仁外其余各药加入 3000ml 水浸半小时后煎煮至 500ml，纱布滤去药渣，再将所滤药液加热，入杏仁，生姜汁、蜜、糖各 75g，搅拌均匀，慢火熬为膏。

【功　效】下气止嗽，利咽开音。

【适应证】用于咳嗽，失音不出。

【用　法】每服 1 匙，含化。

【来　源】《济世全书》。此方亦载于《奇效良方》

◎ 杏仁煎（出自《延年秘录》）

【处　方】杏仁 100g，蜜 200g，糖、酥、生姜汁各 40g，川贝母 320g，苏子汁 400g。

【制　法】先将杏仁捣碎如泥，然后加入其他 6 味药物一起合煎，直至煎如稠糖，膏成。

【功　效】降气化痰，润肺止咳。

【适应证】用于气嗽，症见突然咳嗽，但咳痰量少。

【用　法】每次 3g，含化，每日 3 次。一旦咳嗽发作，不拘时间，即可含服。

【禁　忌】忌猪肉。

【来　源】《延年秘录》。此方亦载于《外台秘要方》。

◎ 疗气嗽杏仁煎

【处　方】杏仁 500g，生姜汁 400g，酥 200g，蜂蜜 600g。

【制　法】将杏仁研碎后加水煎煮，滤汁，盛放在铜制器皿中，一边煎煮一边搅拌，直至药汁减至前药一半，加入生姜汁，煎熬如稀糖，最后加入酥、蜂蜜煎熬，直至如稠糖，膏成。

【功　效】润肺化痰，益气止咳。

【适应证】用于气嗽，症见突然咳嗽，但咳痰量少。

【用　法】每次取 5g，口服，白天 3 次，晚上 1 次，可以慢慢加至每次口服 10g。

【禁　忌】忌猪肉。

【说　明】原方名为“又疗气嗽，杏仁煎方”，为方便读者查阅，故更名为疗气嗽杏仁煎。

【来　源】《外台秘要方》。

◎ 疗咳嗽涕唾杏仁煎

【处　方】杏仁 1500g。

【制　法】将杏仁捣碎。研磨，再加水一起捣研，过滤取汁，加水煎煮，直至膏成。

【功　效】宣肺止咳，降气化痰。

【适应证】用于咳嗽，口中多唾，鼻中多涕。

【用　法】每次取 5g，酒送服，每日 3 次。

【禁　忌】忌猪鸡鱼肉、胡荽等物。

【说　明】原方名为“又疗咳气上多涕唾方，杏仁煎方”，为方便读者查阅，故更名为疗咳嗽涕唾杏仁煎。

【来　源】《外台秘要方》。

◎ 疗咳逆上气杏仁煎

【处　方】杏仁 1000g，石斛、干姜各 200g，桂心、炙甘草、麻黄各 250g，五味子、款冬花、紫菀各 150g。

【制　法】先将上述除麻黄外的 8 味药物捣研为细末、过筛，备用。再加水煎煮麻黄，药成，滤汁去渣，加入先前所得药末及饴糖 250g、蜜 500g，搅拌均匀，反复煎煮，不断浓缩，直至膏成。

【功　效】宣肺化饮，化痰止咳。

【适应证】用于咳嗽。

【用　法】每次取 5g，饭后服用，每日 3 次。

【禁　忌】忌生葱、海藻、菘菜等物。

【说　明】原方名为“又杏仁煎，疗咳逆上气方”，为方便读者查阅，故更名为疗咳逆上气杏仁煎。

【来　源】《外台秘要方》。

◎ 杏仁膏（出自《奇效良方》）

【处　方】杏仁（汤浸去皮尖双仁，炒微黄，研如膏）、阿胶（捣碎，炒黄为末）、紫苏子（微炒，研如膏）、生姜汁各 100g，真酥 150g，白蜜 500g。

【制　法】将上药同入锅内，慢火熬为膏。

【功　效】降气宁血，化痰止咳。

【适应证】用于治咳嗽喘急，喉中似有物，唾血不止。

【用　法】每服 1 匙，不拘时以温粥饮调下，每日 4 次。

【来　源】《奇效良方》。

◎ 丹溪琼玉膏

【处　方】人参 100g，白茯苓 150g，琥珀、沉香各 20g，鲜地黄、蜂蜜各 500g。

【制　法】将前 4 味药研为极细末，鲜地黄取自然汁。将鲜地黄自然汁与蜂蜜混匀，加热，再下入前药末，搅拌均匀，慢火浓缩至稠膏状。

【功　效】健脾补中，纳气平喘。

【适应证】用于虚劳干咳及嗜酒而致的久咳。

【用　法】每日清晨和午后服用，每服3汤匙，用温酒或白开水调服。

【禁　忌】痰湿内盛者慎服。

【来　源】《景岳全书》。

◎ 杏桃膏

【处　方】杏仁、胡桃仁各800g。

【制　法】将杏仁、胡桃仁一起捣研为膏。

【功　效】降气安神，敛肺止咳。

【适应证】用于老年人久患喘急，咳嗽不已，睡卧不安。

【用　法】取1勺，三餐饭后及睡前生姜煎汤送下。

【来　源】《济世全书》。

◎ 姜糖煎

【处　方】生姜汁1000g，砂糖320g。

【制　法】将上述2味混合均匀，置于火上小火煎煮至沸腾10～20次，直至膏成。

【功　效】降气止咳，温中消胀。

【适应证】用于老年人咳嗽喘急，烦热、食不下，食即吐逆，腹胀满。

【用　法】每次取半汤匙，含化咽汁。

【来　源】《济世全书》。

◎ 苏子膏

【处　方】苏子、杏仁、生地黄、姜汁各500g。

【制　法】将前 3 味药水浸后煎煮，纱布滤去药渣，如此 3 遍，将所滤汁液加热浓缩，下入姜汁，慢火熬至稠膏状。

【功　效】下气平喘，润肺止咳。

【适应证】用于气急上逆所致的咳嗽。

【用　法】每日 3 次，每服 1 汤匙，饭后服用，用温水送服。

【来　源】《类证治裁》。

六、润肺止咳膏

◎ 归元琼玉膏

【处　方】生地黄 400g，茯苓 200g，人参 100g。

【制　法】将生地黄煎汁，再用人参、茯苓合蜜收膏。

【功　效】滋阴润肺，暖脾和胃。

【适应证】用于阴虚肺燥之劳嗽，症见干咳不已，痰喘不息，咽燥咯血，肌肉消瘦，形容枯槁，四肢倦怠，饮食不进，肠鸣溏泄，午前作冷，午后发烧，舌红少苔，脉细数。

【用　法】每服 10g，白开水冲服。

【禁　忌】本方偏滋腻，兼有表证者，非本方所宜。

【来　源】《清宫配方集成》。

◎ 润燥化痰膏

【处　方】秋梨 50 个（取汁），白藕（取汁）、大枣、生姜各 600g，大萝卜 5 个（取汁），薄荷 75g。

【制　法】水熬姜、枣、薄荷，去渣，熬稠兑汁，以白蜜 1000g 收之。

【功　效】润燥化痰，下气除胀。

【适应证】用于阴虚肺燥咳嗽，症见干咳喘急，胸膈满闷，心烦口渴，心下虚胀，舌红少苔，脉细数。

【用　法】每用不拘多少，常服为妙。

【禁　忌】脾虚痰湿内盛及寒痰咳嗽，本方不宜。

【来　源】《清宫配方集成》。

◎ 秋梨红枣膏

【处　方】秋梨 20 个，大枣 1200g，鲜藕 1800g，生姜 200g。

【制　法】各榨汁熬膏，加冰糖 300g，蜜 1000g 收之。

【功　效】润肺消痰，除烦止渴。

【适应证】用于阴虚肺燥之咳嗽，症见干咳痰少而黏，或痰中带血丝，口燥咽干，心神烦乱，胸膈痞塞，舌红少苔，脉细数；并治饮酒太过，呕吐痰逆等。

【用　法】每用不拘多少，不拘时，随意用之。

【禁　忌】脾虚痰湿内盛及寒痰咳嗽，本方不宜。

【来　源】《清宫配方集成》。

◎ 理肺煎

【处　方】诃子肉、百药煎、五味子、人参、紫菀、杏仁（去皮尖，炒）、款冬花、甜葶苈（炒）、知母、百合、生甘草各 25g，茅根 1500g。

【制　法】上药为末，用茅根（洗净）捣自然汁，入瓦器中熬成膏，再入好蜜 100g 再熬，等待冷却后制成药丸，梧桐子大。

【功　效】润燥止咳。

【适应证】用于肺痈咳唾不利，胸膈迫塞之症。

【用　法】每服 50 丸，白汤送下。

【禁　忌】寒证不宜。

【来　源】《古今医统大全》。

◎ 百部藤根膏

【处　方】百部藤根 1000g，蜜 500g。

【制　法】先将百部藤根捣烂取汁，再入蜜一起煎熬成膏。

【功　效】润肺止咳。

【适应证】用于暴咳。

【用　法】取膏适量，含化。

【来　源】《本草纲目》。

◎ 杏仁甘草膏

【处　方】杏仁 100g，甘草末 10g，崖蜜 200g，酥 100g。

【制　法】将杏仁去皮研细，入水捣取稠汁，下崖蜜、甘草末，慢火熬成稀膏，再入酥收膏。

【功　效】润肺止咳，降气化痰。

【适应证】用于肺燥喘热，大便秘结。

【用　法】每夜沸汤，点服 1 匙。

【来　源】《本草纲目》。

◎ 治 痨 膏

【处　方】雪梨汁 2000ml，生地黄汁、茅根汁、藕汁各 1000ml，萝卜汁、麦冬汁各 500ml，姜汁 50ml，蜜 500g，饴糖 400g。

【制　法】将上药混匀，慢火煎，浓缩如膏状即成。

【功　效】凉血止血，润肺止嗽。

【适应证】用于咯血吐血，痨嗽久不止。

【用　法】每服 1 ～ 2 匙，每日 3 次。

【禁　忌】属虚寒证者勿服。

【说　明】原方并无方名，故根据组方功效命名为治痨膏。

【来　源】《种福堂公选良方》。

◎ 润肺化痰膏

【处　方】大白梨汁、川蜜各 640g，白茯苓（乳制，晒干，研极细末）、麦冬（熬汁）、核桃肉（去皮，洗净，捣烂）各 160g，川贝母（去心研末）80g。

【制　法】先将大白梨汁熬熟，再将川蜜炼熟，入后药一起煎熬成膏。

【功　效】润肺化痰。

【适应证】用于肺燥痰嗽。

【用　法】取膏半茶盅，晨起空腹白开水调服。

【来　源】《冯氏锦囊秘录》。

◎ 肺燥咳嗽方

【处　方】松子仁、胡桃仁各 50g。

【制　法】将松子仁、胡桃仁与熟蜜 50g 共研如膏。

【功　效】润肺止咳。

【适应证】用于咳嗽少痰，久咳不愈，兼有大便干结者。

【用　法】每服 10g，每日 3 次，饭后水冲服。

【来　源】《验方新编》。

◎ 百部膏

【处　方】百部 500g。

【制　法】将百部切碎，水浸后煎煮，纱布滤去药渣，如此3遍，将所滤汁液加热浓缩，下入蜂蜜200g收膏。

【功　效】润肺止咳，化痰杀虫。

【适应证】用于肺痨常年咳嗽，余无他症，诸药不效者。

【用　法】每日3次，每服1汤匙，饭后服用，用温开水化服。

【来　源】《类证治裁》。

七、久劳虚损膏

◎ 调元百补膏

【处　方】当归身（酒洗）、怀熟地黄、人参、麦冬（去心）、地骨皮、白术（去芦）、莲肉、怀山药、甘草各250g，怀生地黄1000g，甘枸杞子、白芍（用米粉炒）、白茯苓（去皮）、薏苡仁（用米粉炒）各500g，辽五味子100g，川贝母（去心）200g，琥珀20g。

【制　法】上药除川贝母、琥珀外，锉细末或切片，加10倍量水煎煮1小时，滤过。再加8倍量水煎煮1小时，滤过，合并滤液，加热浓缩至清膏。每500g拣净熟蜜200g，春250g，夏300g，川贝母和琥珀打成细粉加入，共熬成膏。

【功　效】养血和中，宁嗽化痰，退热定喘，止泻除渴。

【适应证】治五劳七伤，诸虚劳极，元气虚损，脾胃亏弱之证。

【用　法】每服3匙，白汤调下。吐血，加牡丹皮100g。骨蒸，加青蒿汁400ml。同热服之。

【禁　忌】实证不宜。

【来　源】《寿世保元》。

◎ 人参固本膏

【处　方】人参 40g，天冬、麦冬、生地黄、熟地黄各 160g。

【制　法】将天冬、麦冬、生地黄、熟地黄熬成膏，再入人参细末和匀。

【功　效】补肾养阴，清肺化痰，止咳平喘。

【适应证】用于肾虚肺热，喘嗽烦渴，咯血肺痿。

【用　法】取膏适量，时时口中含化。

【来　源】《冯氏锦囊秘录》。

◎ 银 杏 膏

【处　方】陈茶、白果、胡桃肉、蜂蜜各 500g。

【制　法】将上药切碎，水浸后煎煮，纱布滤去药渣，如此 3 遍，将所滤汁液加热浓缩，下入蜂蜜，慢火熬至稠膏状。

【功　效】敛肺止咳，清热化痰。

【适应证】用于年老之人或久年咳嗽声哑症。

【用　法】时时挑起 1 匙，口中噙化，不拘时服。

【禁　忌】实证不宜。

【来　源】《寿世保元》。

◎ 米 糖 膏

【处　方】猪板油、蜂蜜、米糖各 500g。

【制　法】上 3 味药熬成膏。

【功　效】滋阴润燥，化痰止咳。

【适应证】用于年老之人或久年咳嗽、声哑症。

【用　法】时时挑起 1 匙，口中噙化，2 ～ 5 日，其嗽即止。

【禁　忌】实证不宜。

【说　明】原方并无方名，故根据组方方药命名为米糖膏。

【来　源】《寿世保元》。

◎ 消痰止嗽膏

【处　方】白米糖 500g，猪板油 200g，谷雨前茶叶 100g。

【制　法】取水 800ml，煎茶叶至 500ml，再将猪板油去膜切碎，连茶叶、米糖同熬至膏状。

【功　效】止咳化痰，润肺健脾。

【适应证】用于咳嗽久治不愈，食纳不佳，倦怠乏力。

【用　法】每服 3 匙，每日 3 次，白开水冲服。

【来　源】《验方新编》。

◎ 生姜消痰止嗽膏

【处　方】生姜汁、黑砂糖各 200g。

【制　法】将上药混匀，入水少许，慢火煎，浓缩如膏状即成。

【功　效】下气止嗽，化痰止咳。

【适应证】用于老年人上气喘急，嗽不得卧。

【用　法】每服半匙，每日 3 次。

【说　明】原方并无方名，仅描述为“治老人上气喘急，嗽不得卧”，故根据组方方药及功效命名为生姜消痰止嗽膏。

【来　源】《种福堂公选良方》。

◎ 松花膏

【处　方】防风、干生姜、野菊花、芫花、枸杞子、甘草、苍术各 50g，黄精 1000g。

【制　法】上药除黄精外研为细末，将黄精熬成膏，入前药末为丸。

【功　效】益气健脾，祛痰止嗽。

【适应证】用于治劳嗽经久，一切痰涎肺积喘嗽。

【用　法】每服细嚼 1 丸，冷水化下。

【说　明】芫花有毒，慎用。不宜过量服用。

【来　源】《黄帝素问宣明论方》。

◎ 愈久咳膏

【处　方】生地黄、沙参各 100g，川贝母、牡丹皮各 75g，玄参、黄芩、桔梗、知母、百合、百部、款冬花、天冬、陈皮、枳壳各 50g，甘草 4g。

【制　法】将上药切碎，水浸后煎煮，纱布滤去药渣，如此 3 遍，再将所滤药液浓缩为膏。

【功　效】养阴润肺，止咳化痰。

【适应证】用于年久咳嗽，久咳不愈。

【用　法】每早空腹开水调服 1匙。

【禁　忌】湿热证不宜使用。

【说　明】原方并无方名，故根据组方适应证命名为愈久咳膏。

【来　源】《验方新编》。

◎ 桑白皮煎

【处　方】桑白皮（切）200g，麦冬（去心）、杏仁（去尖，熬取脂）、款冬花各 3g，茯苓、川贝母、升麻、黄芩各 6g，芍药 5g，白羊肺（切）1 具，生地黄汁 500g，蜜 500g。

【制　法】将上药除杏仁、生地黄汁、蜜外切碎，水煎后纱布滤去药渣，入杏仁、生地黄汁、蜜，慢火煎至如稀饴状，纱布滤去药渣，再浓缩为膏。

【功　效】清热化痰，润肺止咳。

【适应证】用于疗咳经年不愈，气喘欲绝，伤肺见血。

【用　法】饭后含1匙，每日4次。

【禁　忌】忌生冷、油、醋、面、鱼、蒜、芜荑。

【来　源】《奇效良方》。

◎ 五汁膏

【处　方】天冬、麦冬、生地黄、薄荷、川贝母、牡丹皮、阿胶、茯苓、水牛角、羚羊角、人乳汁、藕汁、甘蔗汁、萝卜汁各100g。

【制　法】上药除人乳汁、藕汁、甘蔗汁、萝卜汁外，余药放入铜锅中，加入冷水浸泡12小时，水量以高出药面15cm为宜，先用大火将药液煮沸，再用小火煎煮，保持微沸，煎煮时应及时搅拌，并去除浮于表面的泡沫，以免药液溢出，煮2～5小时，过滤取出药液，药渣续加冷水再煎，第二次加水量淹没药料即可，如法煎煮，以3次为度，合并药液，静置沉淀，再用四层纱布过滤3次，尽量减少药液中的杂质。将人乳汁、藕汁、甘蔗汁、萝卜汁与煎出的药液再放在小火上煎煮蒸发浓缩，同时不断用筷子搅动药液，防止焦化，逐渐形成稠膏状，趁热用筷子取浓缩的药液滴于干燥皮纸上，以滴膏周围不见水迹为度。此谓清膏。饴糖800g、白蜜800g先行炒透，随后放入稠膏状的药液中，用小火煎熬，并不断用筷子搅拌和匀收膏。

【功　效】滋阴养肺，润燥止咳。

【适应证】用于虚劳百损，火炎于上而致的咳血。

【用　法】每日3次，每服1汤匙，饭后服用，用温开水化服。

【说　明】古方中有人乳，现可以不用或用牛乳、羊乳代替。方中羚羊角取材于国家保护动物，现大多根据其功效改用为水牛角，但用量需大方可取效。

【来　源】《类证治裁》。

◎ 清金膏（出自《寿世保元》）

【处　方】天冬500g，麦冬、川贝母、杏仁、姜半夏、煨葛根300g。

【制　法】上药除川贝母以外用水煎煮，熬至药液减半，滤出药渣。然后，将川贝母研成细末，加入药液，放温后再放入白蜜1500g和调，再慢火煎至膏成。

【功　效】滋阴润燥，化痰止咳。

【适应证】用于年老之人或久年咳嗽声哑症。

【用　法】饭前服半匙，酒化服，每日3次。不止稍加至1匙。

【禁　忌】实证不宜。

【来　源】《寿世保元》。

◎ 润肺膏（出自《丹溪心法》）

【处　方】羊肺1具，杏仁50g，柿霜、真酥、蛤粉各50g，白蜜100g。

【制　法】先将羊肺洗干净，再将后5味药捣烂，加水搅拌成膏状，然后灌入羊肺中，煮熟后服食。

【功　效】补肺润燥，降气止咳。

【适应证】用于肺痨久嗽，甚则咳逆上气。

【用　法】每日3次，1日服完。

【禁　忌】湿热证不宜服用。

【来　源】《丹溪心法》。

◎ 润肺膏（出自《类证治裁》）

【处　方】羊肺、杏仁、柿霜、蛤粉、酥油各250g。

【制　法】上药除酥油外，余药放入铜锅中，加入冷水高出药面 15cm，先用大火将药液煮沸，再用小火煎煮，保持微沸，煎煮时应及时搅拌，待羊肺煮熟时再放入酥油。

【功　效】补肺止咳，滋阴清热。

【适应证】虚劳百损，忧悲伤肺所致的咳嗽咳血。

【用　法】不定时食用。

【说　明】原方并无方名，故根据组方功效命名为润肺膏。

【来　源】《类证治裁》。

八、小儿常用止咳膏

◎ 宁嗽膏（出自《寿世保元》）

【处　方】麻黄、杏仁（去皮尖）、桔梗（去芦）、甘草、知母、川贝母、款冬花、黄芩、紫菀各 25g，黄连 5g，制香附 10g，胆南星 50g。

【制　法】上药用水煎煮 3 次，滤去药渣，然后将药液浓缩成清膏。加蜂蜜 200g，再熬成膏。

【功　效】宣肺止咳，化痰平喘。

【适应证】用于小儿一切咳嗽不已。

【用　法】每次服 2 ～ 3 匙，米汤化下。

【来　源】《寿世保元》。

◎ 八物生姜煎方

【处　方】生姜 350g，干姜 200g，桂心 100g，甘草、款冬花、紫菀各 150g，杏仁、蜜 500g。

【制　法】将上述前 7 味药物捣研为粉末，与蜜混合后置于小火上煎煮，直至如饴状则膏成。

【功　效】温肺散寒，化痰止咳。

【适应证】用于小儿咳嗽。

【用　法】根据小儿年龄大小决定其用量，含化；百日大小儿含约 3g 大一枚，每日 4 ～ 5 次。

【来　源】《外台秘要方》。

◎　八味生姜煎方

【处　方】生姜 700g，干姜 400g，桂心 200g，甘草、款冬花、紫菀各 300g，杏仁、蜜各 1000g。

【制　法】将前 7 味药切碎，水浸一夜后煎煮滤汁，如此 3 遍，再将药汁混匀后浓缩，最后兑入蜂蜜收膏。

【功　效】降气化痰，散寒止咳。

【适应证】用于小儿感寒咳嗽，畏寒怕冷，鼻塞身重，咳嗽有痰等症。

【用　法】每次服 1 匙，每日 3 次。

【禁　忌】实热证不宜服。

【来　源】《备急千金要方》。

◎　雄黄膏（出自《证治准绳》）

【处　方】雄黄 10g，杏仁、半夏各 20g，生姜汁、白蜜各 50g。

【制　法】先将生姜汁与白蜜一起放入锅中煮沸，然后将雄黄、杏仁、半夏打成粉状放入锅中，以柳枝搅拌均匀，煎煮收膏。

【功　效】温阳化痰、降气止咳。

【适应证】用于小儿未满月咳嗽。

【用　法】将膏药涂于乳头或用糯米汤调化服用。

【禁　忌】 湿热及阴虚火旺所致的咳嗽慎服。

【来　源】《证治准绳》。

◎ 茅先生奶豆膏

【处　方】 瓜蒌瓤、白蜜、人参、铅白霜各 50g，槐花 10g，瓜蒌仁 100g。

【制　法】 先将瓜蒌瓤捣烂，与白蜜一起熬制成膏状，然后将余药打成粉状放入锅中，搅拌均匀，煎煮收膏。

【功　效】 健脾益气，化痰止咳。

【适应证】 用于小儿咳嗽壮热，胸膈壅滞。

【用　法】 每服 1 汤匙，以杏仁煎汤调服。

【禁　忌】 虚寒证所致的咳嗽慎服。

【注　意】 方中铅白霜有毒，不可久服。

【来　源】《证治准绳》。

◎ 麦门冬煎

【处　方】 麦冬 100g，生姜汁 50g，杏仁 200g，白蜜 500g。

【制　法】 先将麦冬与杏仁捣烂，然后放入锅中煎煮 3 遍，滤出药渣。将滤出的药液与姜汁一起放入锅中煎煮浓缩，再将白蜜炒透放入锅中搅拌均匀收膏。

【功　效】 滋阴清热，降逆止咳。

【适应证】 用于小儿咳嗽壮热，胸膈壅滞。

【用　法】 每日 4 次，白天 3 次，夜晚 1 次。服用时以清粥调服半汤匙。根据患儿大小，酌情加减。

【禁　忌】 脾虚便溏者慎服。

【来　源】《证治准绳》。

◎ 僵蚕膏

【处　方】白僵蚕（焙干）25g，皂角子 50 个。

【制　法】取水 200ml 浸皂角子一夜，次日慢火熬取浓汁，滤去皂角子，以僵蚕蘸所滤汁液炙干，汁尽为度，再碾为细末，炼蜜调成膏。

【功　效】化痰祛风。

【适应证】用于小儿咳嗽，痰难咯出。

【用　法】候小儿睡着，以抹唇上，自咽下即效。

【禁　忌】不宜过多服用。

【说　明】原方并无方名，仅描述为“治小儿壅嗽”，故根据组方药物命名为僵蚕膏。

【来　源】《是斋百一选方》。

◎ 杏仁膏（出自《仁斋小儿方论》）

【处　方】杏仁 150g，茯苓 100g，紫菀茸、皂角各 50g。

【制　法】将上药切为细末，水煎后滤取汁，如此 3 遍，将所滤汁液混匀后浓缩，下入蜂蜜 100g 收膏。

【功　效】化痰止咳，健脾渗湿。

【适应证】用于治小儿久患咳嗽。

【用　法】每服 1 匙，薄荷汤化开服。

【来　源】《仁斋小儿方论》。

◎ 生南星煎

【处　方】制天南星、白附子、白花蛇各 100g，全蝎、天麻、朱砂各

50g，米酒 500g，腻粉 25g，牛黄（现多用人工牛黄代替）、麝香、冰片各 5g。

【制　法】先将米酒放入锅中煮沸，然后将除朱砂、腻粉、牛黄、麝香、冰片外的药物打成粉状，放入锅中煎煮成膏状。

【功　效】化痰息风，安神定惊。

【适应证】小儿胎痫反复发作。

【用　法】每日 3 次，每次 1 汤匙，以竹沥送服。

【禁　忌】内无风痰者慎服。

【注　意】方中朱砂、白附子、天南星有毒。

【来　源】《证治准绳》。

九、外用止咳平喘膏

◎ 温肺膏

【处　方】生半夏（姜汁现炒）150g，杏仁、苏子、炙桑白皮、五味子、麻黄、细辛、干姜、陈皮、官桂、葶苈子（炒）、白蒺藜各 100g，西党参、白术、苍术、黄芪、炙甘草、川芎、白芷、荆穗、独活、防风、百部、胆南星、当归、酒芍、桔梗、枳壳、青皮、威灵仙、砂仁、沙蒺藜、旋覆花、制香附、乌药、大腹皮、巴戟天、八角茴香、补骨脂、吴茱萸、荜茇、高良姜、款冬花、芫花、紫菀、厚朴、黑牵牛子、泽泻、车前子、白附子、巴豆仁、诃子肉、川乌、白及、白蔹、皂角、木瓜、木鳖仁、蓖麻仁、炮穿山甲各 50g。

生姜、葱白、槐枝、柳枝、桑枝各 200g，凤仙草（全株干者）100g，白芥子、胡椒、川椒、核桃仁（连皮）、石菖蒲、莱菔子、白果仁、大枣、乌梅、罂粟壳各 50g。

【制　法】两方共用油 8000g，分熬丹收。再入肉桂、丁香、木香、降香（沉香更佳）、白蔻仁各 50g，牛胶（酒蒸化）200g。俟丹收后，搅至微温，以1滴试之不爆，方取下，再搅千余遍，令匀，愈多愈妙。

【功　效】温阳化饮，散寒止咳。

【适应证】治一切咳喘等证属肺寒者。凡风寒客于肺，咳喘上气；或生冷伤肺，咳喘上气；或中焦脾胃虚寒，有痰水冷气，心下汪洋嘈杂，时吐清水者；或下焦无火，肾水泛上为痰，水冷金寒者；或肺胃两虚，气上逆者；或肺肾两虚，不纳气者。亦治冷哮、冷痿等症。

【用　法】上贴心口，中贴脐眼，下贴丹田，或并贴。

【禁　忌】严禁内服。

【注　意】方中罂粟壳易成瘾，不宜常服；孕妇及儿童禁用；运动员慎用。

【说　明】根据国家相关法律法规，已禁止穿山甲入药，可选择蜈蚣、全蝎、地龙及植物药三棱、莪术进行替代。

【来　源】《理瀹骈文》。

◎ 葱涎膏（出自《世医得效方》）

【处　方】猪牙皂角、草乌各5g，葱涎少许。

【制　法】将皂角、草乌研为细末，取葱涎杵成膏。

【功　效】祛风化痰，温阳散寒。

【适应证】用于初生小儿肺壅鼻塞，乳食不下。

【用　法】贴囟门上。

【禁　忌】不宜内服。

【来　源】《世医得效方》。

◎ 三建膏

【处　方】天雄、川乌、桂心、肉桂、桂枝、细辛、川椒、干姜各50g，麻油 500g，铅丹 300g。

【制　法】将麻油倒入铜锅中煮沸，然后将除铅丹以外的药物放入锅中煎煮，待到锅中药物变为焦黑色时即可滤出药渣，然后将铅丹放入锅中，并不断用筷子搅拌收膏备用。

【功　效】助阳散寒，温肺化饮。

【适应证】用于寒痰内盛，又外感风寒之哮证。

【用　法】使用时将膏药均匀摊于牛皮纸上，然后贴于肺俞穴处即可。

【说　明】若是阴疽者，先用葱煎汤洗净，加入少许银粉后摊涂患处；若是腹痛食少泄泻者，摊开后加丁香末少许，贴神阙及中脘穴；若是阳衰阴冷者，摊开后加阿芙蓉少许，贴神阙及丹田穴；若是冷哮喘嗽，摊开后加麝香少许，贴肺俞及华盖、膻中穴；若是癥瘕积聚者，摊开后加麝香、阿魏少许，贴患处。方中天雄、附子、川乌及细辛均有毒。

【来　源】《类证治裁》。此方亦载于《张氏医通》，用于阴疽腐肉不化，腹痛食少泄泻，阳衰阴冷，冷哮喘嗽，癥瘕积聚。

◎ 清心化痰膏

【处　方】胆南星 150g，连翘、郁金、黄连、麦冬、生大黄、枳实、化橘红、葶苈子、黄芩、朴硝各 100g，大生地、玄参、丹参、苦参、川芎、当归、生白芍、生蒲黄、杏仁、牡丹皮、苦桔梗、前胡、知母、川贝母、瓜蒌、半夏、槟榔、枳壳、大戟、青皮、天麻、黑山栀、甘遂、黄柏、独活、防风、细辛、旋覆花、芫花（醋炒）、木通、泽泻、车前子、生甘草、木鳖仁、蓖麻仁、皂角、穿山甲、干地龙、瓦楞子、羚羊角、水牛角（镑）、僵蚕、全蝎各 50g，滑石 200g，生姜、竹茹、南薄荷、九节菖蒲各 100g，柳枝、竹叶、桑枝、槐枝各 400g，凤仙草（全株）、紫苏子、莱菔子各 50g，白芥子 25g

【制　法】上共用油 8000g，分熬收丹。再下生石膏 400g，青礞石（消煅）200g，金陀僧 200g，青黛、雄黄、明矾各 100g，硼砂、朱砂、轻粉各 50g，牛黄清心丸 1 粒，滚痰丸 15g，抱龙丸 25g，熬制成膏。

【功　效】清热化痰，活血化瘀。

【适应证】统治郁痰、惊痰、热痰、燥痰、老痰、痰迷心窍、痰结胸、癫痫。又暴病多属火，怪病多属痰，亦可贴。

【用　法】外贴患处。

【禁　忌】严禁内服。

【注　意】根据国家相关法律法规，已禁止穿山甲入药，可选择蜈蚣、全蝎、地龙及植物药三棱、莪术进行替代。方中羚羊角取材于国家保护动物，现大多根据其功效改用为水牛角，但用量需大方可取效。

【来　源】《理瀹骈文》。

◎ 堇 菜 膏

【处　方】紫花地丁 500g。

【制　法】将上药晒干，捣研为细末，加油 300ml 煎熬成膏。

【功　效】清热解毒，化痰散结。

【适应证】结核气。

【用　法】取膏适量，摩患处，每日 3～5 次。

【来　源】《本草纲目》。

◎ 紫 金 膏（出自《疡科心得集》）

【处　方】官桂、木瓜、鳖甲各 300g，生地黄、龟甲、紫草各 600g，羌活、防风、木通、白芷、白术、远志各 150g，黄芩 100g，川黄连、生甲片各 75g，当归 450g，大蜈蚣 15 条，丹参 250g，益母草 300g，商陆根 1500g，秦艽、毛慈菇、血余炭、柳枝、桃枝、枣枝、桑枝、槐枝各 250g。

【制　法】上药入麻油10kg中浸10天，小火熬至焦枯，纱布滤去药渣，将所滤药油加热，入净飞丹7.5kg收膏，再下乳香末250g、没药末250g，搅拌均匀，冷凝即成。

【功　效】消痰散结。

【适应证】痰核瘰疬。

【用　法】取膏适量，外贴患处。

【禁　忌】不宜内服。

【注　意】方中商陆根、飞丹有毒。

【说　明】根据国家相关法律法规，已禁止穿山甲入药，可选择蜈蚣、全蝎、地龙及植物药三棱、莪术进行替代。

【来　源】《疡科心得集》。

◎ 生艾膏

【处　方】生艾叶150g。

【制　法】以熟艾和水捣烂成膏。

【功　效】祛风清热。

【适应证】用于外感风热之咽喉不利，肿塞，气道不通。

【用　法】涂于颈部。

【来　源】《十便良方》。

◎ 清肺膏

【处　方】生黄芩150g，南薄荷、桑白皮、地骨皮、知母、川贝母、天冬、麦冬、连翘、苏子、天花粉、葶苈、芫花各100g，桔梗、橘红、郁金、香附、荆穗、枳壳、牛蒡子、山豆根、瓜蒌、旋覆花、苦杏仁、川芎、白芷、马兜铃、前胡、蒲黄、防风、苏梗、青皮、胆南星、防己、射干、白前、白槟榔、白牵牛子、款冬花、五倍子、玄参、生地黄、生甘草、忍冬藤、当归尾、白芍、赤芍、牡丹皮、木通、车前子、枳实、黄连、黄柏、黑山栀、白及、白蔹、大黄、芒硝、木鳖仁、蓖麻仁、穿山甲各 50g，滑石 200g。

生姜（连皮）、葱白各 100g，冬桑叶、白菊花（连根）、槐枝、柳枝、桑枝各 400g，枇杷叶 200g，竹叶、柏叶、橘叶各 100g，凤仙（全株）、百合、莱菔子各 50g，花椒、乌梅各 25g。

【制　法】两方共用油 20kg，分熬丹收。再入生石膏 200g，青黛、海石、蛤粉、硼砂、明矾、真轻粉各 50g，牛胶（酒蒸化）200g。俟丹收后，搅至微温，以 1 滴试之不爆，方取下，再搅千余遍，令匀，愈多愈妙。

【功　效】清热化痰，润肺止咳。

【适应证】治一切咳喘等证属肺热者。凡风热、暑热、燥热，伤肺咳喘上气，或酒熂过度，邪火伤肺致咳喘者。衄血，消渴，肺胀，肺积，肺痿，肺痈，咽喉、大肠诸火证。

【用　法】贴喉中央，胸口，背后，脐上，脐下或患处。

【禁　忌】严禁内服。

【说　明】根据国家相关法律法规，已禁止穿山甲入药，可选择蜈蚣、全蝎、地龙及植物药三棱、莪术进行替代。

【来　源】《理瀹骈文》。

第四章 健脾和胃类膏方

脾与胃通过经脉相互络属，构成表里关系。胃主受纳，脾主运化，两者共同完成饮食物的消化吸收及其精微的输布，从而滋养全身，故称脾胃为“后天之本”“气血生化之源”。人以水谷为本，故脾胃为养生之本。“脾胃学说”的创始人李东垣深知其义，著《脾胃论》曰：“历观《内经》诸篇而参考之，则元气之充足，皆由脾胃之气无所伤，而后能滋养元气，若胃气之本弱，饮食自倍，则脾胃之气既伤，而元气亦不能充，此诸病之所由生也。”脾者，在脏为脾，在腑络胃，在体主肉，开窍于口。脾的运化功能正常，则饮食精微得以吸收，化生气血并输布全身，表现为口唇红润光泽、形体强健。反之，脾胃虚弱则形体消瘦、口淡无味或异味、口唇淡白枯槁、面色萎黄、疲倦乏力、少气懒言、食欲不振、食后腹胀、大便溏薄、舌淡苔白、脉缓弱；脾胃虚寒则胃痛隐隐，绵绵不休，冷痛不适，喜温喜按，泛吐清水，食少，大便溏薄，舌淡苔白，脉虚弱；胃阴不足则呕吐反复发作，口燥咽干，胃中嘈杂，似饥而不欲食，舌红少津，脉细数。中医所论“脾胃病”的范畴对应现代医学病名，可包括消化系统疾病，如胃炎、胃及十二指肠溃疡、消化不良、肠炎、腹泻、便秘等，还包括肌营养不良、肌肉萎缩、口腔疾病，以及贫血、血小板减少等血液系统疾病。采用健脾和胃的膏方内服外用，通过健脾消食、滋阴养胃、温中理气止痛等治法，可对上述疾病起到良好的防治作用。

一、健脾消食膏

◎ 治一切痰膈食膈效方

【处　方】黑砂糖、连皮老生姜各 500g。

【制　法】将上 2 味药共捣如膏状，入瓷罐内封固，埋于干燥的黄土中，7 日取出。

【功　效】化痰消食，健脾益胃。

【适应证】治一切痰膈、食膈。

【用　法】每次服半匙，开水调下。

【来　源】《种福堂公选良方》。

◎ 资生健脾膏

【处　方】党参 200g，白术、柏子仁各 150g，砂仁、木香、山药、厚朴各 100g，茯苓 200g，陈皮、枳实各 120g，炒山楂、炒麦芽、炒神曲各 400g，炙甘草 50g。

【制　法】将上药切碎，水浸后煎煮，纱布滤去药渣，如此 3 遍，再将所滤药液加热浓缩，下入蜂蜜，收膏即成。

【功　效】健脾和胃，行气消痞。

【适应证】用于脾虚气滞之脘腹痞满，食少倦怠，大便略干，舌苔腻，脉弦。

【用　法】每次用 12g，白开水冲服，瓷罐收盛。

【来　源】《慈禧光绪医方选议》。

◎ 春雪膏（出自《古今医统大全》）

【处　方】绿豆粉 500g，薄荷叶（同绿豆粉和匀放于甑中，盖密，勿令泄气，蒸 2 小时，待冷取下）300g，沉香（另研）、白硼砂、砂仁（另研）各 25g，冰片 5g，柿霜 200g，白蜜（炼熟）250g，姜汁 250g，竹沥（和蜜熬 2～3 沸）30g。

【制　法】将白蜜、姜汁、竹沥混匀加热，下入余药，搅拌如膏状。

【功　效】健脾益气，降逆止呃。

【适应证】治五嗝五噎，豁痰开结。

【用　法】每次服 1 匙，水调呷之。

【禁　忌】实证不宜。

【来　源】《古今医统大全》。

◎ 参茯膏

【处　方】生晒参、陈皮、白茯苓、生地黄、麦冬各 50g，丁香（末）、沉香（末）各 10g。

【制　法】将前 5 味药切碎，水浸后煎煮，纱布滤去药渣，如此 3 遍，再将所滤药液加热浓缩，下入丁香末、沉香末，蜜 250g，姜汁 200ml，搅匀收膏。

【功　效】健脾益气，降逆止呃。

【适应证】治五嗝五噎，呕逆食不下。

【用　法】每服 1 匙，粟米饮下，有痰加竹沥。

【禁　忌】实证不宜。

【来　源】《古今医统大全》。

◎ 茯苓膏（出自《寿世保元》）

【处　方】茯苓 500g。

【制　法】将上药切碎，水浸后煎煮，纱布滤去药渣，如此 3 遍，再将所滤药液加热浓缩，下入蜂蜜，收膏即成。

【功　效】健脾渗湿，利水消肿。

【适应证】用于脾失健运或痰火内蕴之证。

【用　法】每早晚用 3 ～ 4 匙，以白汤下。

【来　源】《寿世保元》。

◎ 调气化饮膏

【处　方】沙参、茯苓、槟榔、三棱各 200g，白术、苍术、厚朴、陈皮、鸡内金、枳实各 150g，木香、砂仁各 100g，甘草 80g。

【制　法】将上药切碎，水浸后煎煮，纱布滤去药渣，如此 3 遍，再将所滤药液加热浓缩，下入蜂蜜 1000g，收膏即成。

【功　效】健脾行气，化湿和胃。

【适应证】用于脾虚食滞之脘腹胀满，口淡无味，恶心呕吐，乏力纳呆，舌苔白腻而厚，脉滑。

【用　法】每次服 12 ～ 20g，白开水冲服，瓷器收盛。

【禁　忌】本方药偏温燥，平素阴虚者不宜使用。

【来　源】《慈禧光绪医方选议》。

◎ 健脾方

【处　方】陈米锅焦 1000g，苍术（麸炒）、白芍（醋炒）各 150g，干佛手 40g。

【制　法】将上药研为细末，白糖开水 1000ml 调如糊膏状。

【功　效】健脾消食。

【适应证】脾胃虚弱所致的纳差，嗳气，腹胀等。

【用　法】每服 50g，每日 2 次。

【来　源】《惠直堂经验方》。

◎ 理脾养胃除湿膏

【处　方】党参、炒神曲各100g，白术、茯苓、莲肉、薏苡仁、扁豆、炒麦芽各150g，藿梗、陈皮各75g，砂仁50g，甘草40g。

【制　法】将上药切碎，水浸后煎煮，纱布滤去药渣，如此3遍，再将所滤药液加热浓缩，下入蜂蜜800g，收膏即成。

【功　效】健脾益气，渗湿和胃。

【适应证】脾胃虚弱证，症见饮食不消，脘痞腹胀，或呕或泻，乏力纳差，面色萎黄，体倦乏力，舌淡苔白腻，脉虚缓。

【用　法】每次服7g，白开水冲服。

【来　源】《清宫配方集成》。

二、滋阴养胃膏

◎ 止渴抑火化湿膏

【处　方】麦冬、天花粉各100g，赤苓、泽泻、陈皮、竹茹、酒黄芩各60g，桑叶、菊花各80g，甘草40g，乌梅25个。

【制　法】共以水熬透，去渣，再熬浓汁，加冰糖面100g兑炼老蜜成膏。

【功　效】生津止渴，抑火化湿。

【适应证】肝胃饮热未清之证，症见头晕口渴时作，脉左关稍弦，右关缓滑。

【用　法】每次服2匙，白开水冲服。

【来　源】《清宫配方集成》。

◎ 八仙膏

【处　方】生藕汁、生姜汁、梨汁、萝卜汁、甘蔗汁、白果汁、竹沥、蜂蜜各 200g。

【制　法】将上述各汁加在一处，置于饭甑中蒸熟。

【功　效】益气养阴，润燥下噎。

【适应证】治噎食。

【用　法】取适量口服，不拘时。

【来　源】《万病回春》。此方亦载于《种福堂公选良方》。

◎ 凉膈和胃膏

【处　方】生地黄 300g，黄连 30g，竹茹、栀子、煅石膏、陈皮、法半夏、泽泻各 60g，玄参、赤茯苓、石斛各 100g，枳壳、厚朴各 40g，炒山楂、炒麦芽、炒神曲各 200g。

【制　法】共以水煎透去渣，再熬浓汁，兑炼蜜 1000g 收膏。

【功　效】清退阴热，平胃扶脾。

【适应证】用于胃中瘀热阻滞、脾阳不行之证，症见胸膈烦热，食后难消，口渴善饥，脉右寸关洪数而滑。

【用　法】每早晚各服 1 茶匙，白开水送服。

【来　源】《清宫配方集成》。

三、温中理气止痛膏

◎ 茱萸煎（出自《外台秘要方》）

【处　方】吴茱萸 100g，蜀椒 250g，甘草 60g，干地黄 500g。

【制　法】将上述4味药物用酒浸渍3个晚上，绞榨滤汁，放入铜制器皿中另煎沸腾，同时将麦冬250g去心，干漆500g切碎后纳入前药中合煎，待药物颜色变黄，过滤去渣，再加入石斛150g、阿胶500g、白蜜300g，一起煎煮，直至成膏。

【功　效】温中散寒，缓急止痛。

【适应证】胃脘疼痛难忍，牵引背部，腹胀，食积不下。

【用　法】每次3g，含化，每日3次，病重者可以每日服至5～6次。

【禁　忌】忌海藻、菘菜、芫荑。

【注　意】方中干漆有小毒，勿过量服用。

【来　源】《外台秘要方》。

◎ 茱萸膏（出自《三因极一病证方论》）

【处　方】吴茱萸、白术、猪油、姜汁各500g。

【制　法】将吴茱萸、白术切碎，与猪油、姜汁一起放入锅中，慢火煎煮至药物颜色变为焦黄色，纱布滤去药渣，冷凝即成。

【功　效】温脾散寒，下气除痞。

【适应证】用于脾胃虚寒所致的气胀咽满、食下不通，噫臭宿食。

【用　法】每次服1汤匙，饭前服用，用温酒送服。

【禁　忌】中焦湿热及脾胃阴虚者慎服。

【来　源】《三因极一病证方论》。

◎ 木香煎

【处　方】木香、肉桂、青皮、炮附子、桃仁各50g，全蝎25g，阿魏25g。

【制　法】将上药捣筛为散，煎药成膏，收于干燥容器中。

【功　效】温肾散寒，行气止痛。

【适应证】用于肾脏积冷，气攻心腹，疼痛，发歇不定。

【用　法】每次服不计时候，以热酒和生姜调服 1 汤匙。

【来　源】《普济方》。

◎ 理脾调中化湿膏

【处　方】党参 180g，炒白术 90g，生白术 90g，陈皮 90g，黄连 60g，炒神曲 120g，炒谷芽 120g，砂仁 60g，麦冬 180g，茯苓 180g，香附 120g，藿梗 90g，炙甘草 120g。

【制　法】共以水煎透，去渣再熬浓汁，兑 200g 蜜炼为膏。

【功　效】益气导滞，化湿醒脾。

【适应证】脾虚湿滞化热之脘痞纳呆，嗳腐吞酸，大便泄泻，舌苔白腻渐黄，脉滑。

【用　法】每次服 1 匙，白开水冲服。

【来　源】《慈禧光绪医方选议》。

◎ 通噎消食膏

【处　方】猪膏 200g，吴茱萸 50g，宿姜汁、白术各 500g。

【制　法】先将吴茱萸、白术捣研为细末，过筛为散，再入姜汁、猪膏一起同煎，不断搅拌，反复煎熬、浓缩，直至膏成。

【功　效】温胃散寒，降逆止呕。

【适应证】脾胃虚寒导致的劳损，症见腹胀满、噫气、饮食不下。

【用　法】取 3g，温酒送服，每日 2 次。

【禁　忌】忌桃李、雀肉等。

【来　源】《外台秘要方》。

◎ 治嘈膏

【处　方】茯苓 400g，生白术 120g，肉桂 50g，生甘草 80g。

【制　法】上药共用河甜水熬浓取汁，另加水熬，连取汁 3 次，一并熬收成膏。

【功　效】利水渗湿，助阳化气。

【适应证】适用于水湿困脾之胃脘嘈杂、泛酸、头昏眩冒，身软乏倦，睡眠欠安，舌淡红苔白，左关两尺俱弦缓。

【用　法】临用时酌兑白蜜开水服之，若便溏时不用白蜜，改用冰糖开水兑服。

【禁　忌】嘈杂证属胃热者不宜。

【来　源】《清宫配方集成》。

◎ 健脾阳和膏

【处　方】党参、茯苓、制枇杷叶各 200g，白术、桔梗、木香、辛夷各 100g，草豆蔻 120g，炒山楂、炒麦芽、炒神曲各 400g，枳壳、陈皮、苏叶、羌活各 150g。

【制　法】共以水熬透，去渣，再熬浓，加炼蜜 1500g 为膏。

【功　效】温运脾阳，消食开胃。

【适应证】脾阳不足之胃脘冷痛，咳嗽鼻塞，饮食不香，四肢不温，大便溏薄。

【用　法】每次服 15g，白开水冲服。

【禁　忌】本方药性偏温燥，素体阴虚者不宜使用。

【来　源】《慈禧光绪医方选议》。

◎ 安胃止疼舒气调经膏

【处　方】制香附、川郁金、全当归、娑罗子各 150g，木香 50g，酒赤芍、草豆蔻、片姜黄、延胡索、青皮、五灵脂各 100g，炙甘草 75g。

【制　法】将上药切碎，水浸后煎煮，纱布滤去药渣，如此 3 遍，再将所滤药液加热浓缩，下入蜂蜜 800g，收膏即成。

【功　效】安胃止疼，舒气调经。

【适应证】肝胃不和、气滞水寒饮伤胃，以致中脘疼痛，胸闷恶心，有时身倦，荣分不调，脉左关沉弦，右寸关滑。

【用　法】每次服 6g，白开水冲服。

【禁　忌】胃痛属肝热犯胃者非本方所宜。

【来　源】《清宫配方集成》。

◎ 大岩蜜汤膏

【处　方】干地黄、当归、独活、甘草、芍药、桂心、细辛、远志各 100g，吴茱萸 500g，干姜 150g。

【制　法】将上药切碎，水煮滤汁，如此 3 遍，再将药汁混匀后浓缩，最后加入蜂蜜 1000g 收膏。

【功　效】温中补虚，和里缓急。

【适应证】治疗妇女产后因寒所致的心腹疼痛，腹中挛痛，时痛时止，喜温喜按，舌淡苔白，脉细弦而缓。

【用　法】每次服 1 匙，每日 3 次。

【禁　忌】实热、湿热型腹痛不宜服。

【来　源】《备急千金要方》。

◎ 治大便色青膏

【处　方】白术、芍药各 20g，当归、黄连、茯苓各 30g。

【制　法】上药切碎，水煮滤汁，如此 3 遍，将所滤汁液浓缩，加入蜂蜜 100g 收膏。

【功　效】养血健脾，柔肝止痛。

【适应证】用于大便色青、腹内疼痛等症。

【用　法】米饮调下。

【来　源】《保童秘要》。

四、小儿健脾和胃膏

◎ 小儿健脾膏

【处　方】人参 200g，生姜 250g，白蜜 500g。

【制　法】将人参研末，生姜取汁。将生姜汁与白蜜混匀，慢火煎，再下入人参末收膏。

【功　效】健脾养胃。

【适应证】用于脾胃虚弱，不思饮食。

【用　法】每服 1 匙，每日 3 次，米饮调服。

【禁　忌】食积证不宜使用。

【来　源】《本草纲目》。

◎ 白凤膏（出自《血证论》）

【处　方】黑嘴白鸭 1 只，大枣 200g，苍术、陈皮、厚朴、甘草各 150g。

【制　法】将后 4 味药研为细末，与大枣共入鸭腹中，陈酒煮烂成膏状。

【功　效】健脾开胃，益气补虚。

【适应证】主治脾胃虚损诸证。

【用　法】食鸭肉，将大枣阴干，随用参汤或白汤化服。

【来　源】《血证论》。

◎ 醍醐膏（出自《奇效良方》）

【处　方】乌梅500g，白砂蜜2500g，砂仁末25g，白檀末15g，麝香0.5g。

【制　法】将乌梅捶碎，用水2000ml，煎至1碗，纱布滤去药渣，入白砂蜜、砂仁末，慢火熬以成赤色膏为度，取下放冷，加白檀末、麝香，搅拌均匀即成。

【功　效】生津止渴，润肺醒脾。

【适应证】主治脾肺虚损，口干口渴，不欲饮食等症。

【用　法】夏天冷水调服，冬天沸汤调服。

【来　源】《奇效良方》。

◎ 健脾助胃膏

【处　方】人参、白术、甘草、小茴香、干木瓜各50g，檀香5g，干山药、乌梅肉、白豆蔻仁、缩砂仁各25g。

【制　法】上药为末，炼蜜200g熬制成膏。

【功　效】健脾运胃，消疳化积。

【适应证】小儿疳积等症。

【用　法】空心，如皂子大，每服1丸，嚼服，或温水吞下。

【来　源】《洪氏集验方》。

◎ 助胃膏（出自《保婴撮要》）

【处　方】人参、白术、白茯苓、炙甘草、丁香各 250g，砂仁 400 个，木香 150g，白豆蔻 140 个，干山药 500g，煨肉豆蔻 40 个。

【制　法】上药切碎，煎煮后滤取药汁，如此 3 遍，将所滤药汁混合浓缩，再下入蜂蜜 1000g 收膏。

【功　效】温脾健胃，止呕止泻。

【适应证】治脾胃虚寒，吐泻等症。

【用　法】每服 1 匙，每日 3 次。

【来源四】《保婴撮要》。此方亦载于《景岳全书》。

◎ 助胃膏（出自《仁斋小儿方论》）

【处　方】人参、白术、石莲肉各 100g，丁香、檀香、小茴香（炒）、白豆蔻、木香、炙甘草各 50g。

【制　法】将上药切为细末，水煎后滤取汁，如此 3 遍，将所滤汁液混匀后浓缩，下入蜂蜜 200g 收膏。

【功　效】温胃止呕，健脾止泻。

【适应证】治慢脾风吐泻，不进乳食。

【用　法】每服 1 匙，陈米饮调下。脾困不醒，用冬瓜仁子煎汤调下。

【来　源】《仁斋小儿方论》。

◎ 助胃膏（出自《十便良方》）

【处　方】人参、白术、甘草、八角茴香、檀香各 15g，乌梅肉、白豆蔻、缩砂仁各 25g，干山药、干木瓜各 50g。

【制　法】上诸药为细末，炼蜜 100g 熬制为膏。

【功　效】温中健脾，化湿布津。

【适应证】小儿纳差、纳呆，时常口渴者。

【用　法】每服 1 匙，每日 3 次。

【禁　忌】热证不宜。

【来　源】《十便良方》。

◎ 助胃膏（出自《寿世保元》）

【处　方】人参、白术（炒）、白茯苓（去皮）、丁香、木香、砂仁、白豆蔻、肉豆蔻、官桂、藿香、甘草各 10g，陈皮 5g，山药 25g。

【制　法】上药用水煎煮 3 次，滤去药渣，然后将药液浓缩成清膏。加蜂蜜 50g，再熬成膏。

【功　效】行气散结，运脾温胃。

【适应证】小儿脾胃虚寒所导致的饮食不进，腹胁胀满，肠鸣吐泻等症。兼治乳便青，或时夜啼，胎寒腹痛。

【用　法】每服 2 ～ 3 匙，米汤化下。

【禁　忌】实热证不宜。

【来　源】《寿世保元》。此方亦载于《太平惠民和剂局方》《万病回春》《仁斋小儿方论》。

◎ 万安膏

【处　方】人参、姜制厚朴、陈皮、青皮、肉桂、干姜各 100g，木香、沉香、藿香、甘草各 50g，使君子 10g，泽泻 30g，白蜜 1000g。

【制　法】上述药物放入锅中煎煮 3 遍，滤出药渣浓缩，再将白蜜炒透放入锅中，慢火熬成膏状备用。

【功　效】健脾理气，化湿止呕。

【适应证】小儿脾胃虚弱，腹生疳虫癥瘕，食积泄泻。

【用　法】饭前服用，用温米汤化开服用。如内有积热者用薄荷汤化服。

【禁　忌】中焦湿热所致的呕吐不可用。

【说　明】①夏季不用肉桂，冬季不用泽泻，春秋季节泽泻减量使用。②一方无木香、沉香、藿香、青皮、使君子，有白术、苍术、茯苓、猪苓。

【来　源】《证治准绳》。

五、健脾和胃外用膏

◎ 健脾膏

【处　方】牛精肉 500g，牛肚 200g（用小磨麻油 1500g 浸熬，备用），益智、姜半夏、天南星、当归、厚朴、陈皮、乌药、姜黄、甘草（半生半炙）、枳实、白术、川乌、莱菔子、干姜、川椒各 100g，黄芪、党参、川芎、白芍、赤芍、羌活、香白芷、细辛、防风、香附、五灵脂、苏梗、苏子、延胡索、山楂、麦芽、神曲、木瓜、青皮、槟榔、枳壳、桔梗、威灵仙、大腹皮、醋三棱、醋莪术、杏仁、柴胡、升麻、远志肉、吴茱萸、五味子、草蔻仁、肉蔻仁、巴戟天、补骨脂、高良姜、荜茇、八角茴香、红花、黄连、黄芩、大黄、甘遂、苦葶苈、红芽大戟、巴仁、黑牵牛子、茵陈、木通、泽泻、车前子、皂角、木鳖仁、蓖麻仁、全蝎、炮穿山甲、白附子、附子各 50g，苍术、滑石、生姜、薤白、韭白、葱白、大蒜各 200g，鲜槐枝、柳枝、桑枝各 400g，石菖蒲、艾叶、白芥子、胡椒、佛手（干）各 50g，凤仙草（全株）1 棵，大枣 7 枚。

【制　法】共用油 11kg，分熬丹收，再入官桂、木香、丁香、砂仁、檀香各 50g，牛胶（酒蒸化）200g，俟丹收后，搅至室温，以 1 滴试之，不爆，方下，再搅千余遍，愈多愈妙，勿炒珠，炒珠无力，且不黏也。

【功　效】健脾消食。

【适应证】脾阳不运，饮食不化，或噎塞饱满，或泄痢腹痛，或为湿痰，水肿，黄疸，臌胀，积聚，小儿慢脾风。

【用　法】贴胸脐。

【禁　忌】严禁内服。

【说　明】根据国家相关法律法规，已禁止穿山甲入药，可选择蜈蚣、全蝎、地龙及植物药三棱、莪术进行替代。

【来　源】《理瀹骈文》。

◎ 阳和启脾膏

【处　方】党参、白术、黄芪、鹿角、当归、香附各75g，白芍、川芎、独活、附子、干姜、阿魏、橘皮、三棱、川椒、草果仁各50g。

【制　法】用麻油1500g，浸上药后微火慢煎，待药物煎至颜色焦黑，用纱布滤去药渣，再将所滤药油加热，下入黄丹600g，搅拌均匀，再将肉桂、沉香、丁香各15g，研为细末下入，收膏即成。

【功　效】温阳散寒，行气活血。

【适应证】主治脾胃虚弱，阳气不足，中风中寒，食积腹痛，肠鸣腹胀，饮食不香，癥瘕痞块，五更泄泻，一切虚寒之症。

【用　法】贴于肚脐。

【禁　忌】实热证不宜。

【来　源】《太医院秘藏膏丹丸散方剂》。

◎ 温胃膏

【处　方】干姜（炒）100g，川乌、白术各75g，苍术、党参、附子、吴茱萸、黄芪、麻黄、桂枝、北细辛、羌活、独活、防风、麦冬、藁本、柴胡（炒）、川芎、当归、酒芍、香附、紫苏、藿梗、杏仁、白芷、青皮、陈皮、半夏（炒）、南星、厚朴、乌药、威灵仙、麦芽、神曲（炒）、枳实、泽泻、荜澄茄、草果、草蔻仁、肉蔻仁、补骨脂、高良姜、益智、八角茴香、巴戟天、荜茇、车前子、延胡索、五灵脂各 50g，黄连（吴茱萸水炒）、五味子各 25g，甘草 35g。一方加木鳖仁、蓖麻仁、穿山甲各 50g。

生姜、葱白各 200g，艾叶、薤白、韭菜、蒜头、菖蒲各 100g，凤仙 1 株，木瓜、川椒、白芥子、胡椒各 50g，大枣、乌梅肉各 5 个。

【制　法】两方共用油 6000g，分熬黄丹收。再入木香、丁香、砂仁、官桂、制乳香、制没药各 50g，牛胶（酒蒸化）200g。俟丹收后，搅至室温，以 1 滴试之不爆，方取下，再搅千余遍，令匀，愈多愈妙。

【功　效】温中祛寒，补气健脾。

【适应证】治胃寒不纳，呕泻，痞胀，疼痛诸症。

【用　法】贴上、中、下三脘。

【禁　忌】严禁内服。

【说　明】根据国家相关法律法规，已禁止穿山甲入药，可选择蜈蚣、全蝎、地龙及植物药三棱、莪术进行替代。

【来　源】《理瀹骈文》。

◎ 暖胃膏

【处　方】生姜 500g，牛皮胶、乳香末、没药末各 25g。

【制　法】将生姜捣取自然汁，与牛皮胶、乳香末、没药末同煎，待药末熔尽后离火，摊于纸上。

【功　效】温中降气，暖胃止痛。

【适应证】胃寒所致的呕吐黄水、疼痛等症。

【用　法】贴胃脘痛处，外以热物熨之。

【禁　忌】胃热证不宜使用。

【来　源】《验方新编》。

◎ 痞块膏（出自《惠直堂经验方》）

【处　方】川椒49粒，五倍子7粒，铅粉100g，麝香1g。

【制　法】将川椒、五倍子用麻油200g慢火煎煮焦枯，纱布滤去药渣，再将所滤药油加热，熬至滴水成珠，下入铅粉收膏，离火，入麝香，搅拌均匀，冷凝即成。

【功　效】消痞散结。

【适应证】主治食积痞胀等症。

【用　法】外贴患处。

【注　意】不宜内服。

【来　源】《惠直堂经验方》。

第五章 外感类膏方

外感病指六淫邪气从皮毛、肌表或口鼻等部位侵入人体所导致的疾病，临床表现为鼻塞、流涕、喷嚏、咳嗽、头痛、恶寒、恶风、发热、全身不适等症状，四季均可发生，以春、冬季多见。引起外感病的主要因素为邪气过甚和卫表不固。①邪气过甚：以感受风邪为主因，但在不同的季节，往往夹杂其他当令时邪而侵入人体，如冬季多风寒，春季多风热，夏季多夹暑湿，秋季多兼燥邪，其中尤以风寒、风热多见。时行感冒亦为外感病范畴，因感受时邪疫毒而致病，其特点为发病急，病情重，具有广泛传染性、流行性，且不限于季节性。②卫表不固：感受外邪是否发病，取决于感邪的轻重与人体正气的强弱。体虚卫表不固可致外邪自人体皮毛、口鼻而入，侵犯肺卫，致营卫失和，肺气失宣，从而出现卫表不和及肺系证候。外感病的证候表现也与四时六气、体质差异有关，如素体阳虚者易受风寒，阴虚者易受风热，痰湿内盛者易受外湿，常内外相因为病。

外感以感受风邪为主，包括风寒和风热，兼夹杂寒、热、暑、湿、燥等邪气，气候变化，冷热失常或沐浴着凉，调护不当，或当人体正气不足，免疫力低下时，外邪易于乘虚侵入而成外感。对于一些正气不足，素体虚弱，反复外感者，膏方除了可以治疗外感外，还可以调节机体，培养正气，预防外感疾病发生。本章节将传统经典膏方根据其治则治法的不同分为风寒感冒膏、风热感冒膏、小儿外感膏、外感外用膏，并按此顺序进行介绍。

一、风寒感冒膏

◎ 生姜煎

【处　方】生姜 300g，糖 800g。

【制　法】将生姜与糖混合后煎煮，小火慢熬，待生姜烂熟后滤汁去渣。

【功　效】解表散寒，化痰止咳。

【适应证】用于流感，症见咳嗽、唾液和涎液多，白天和晚上不停发作。

【用　法】取药膏适量，无论早晚，均可含服，而且可以取生姜药渣嚼碎，同药汁一起咽下。

【来　源】《外台秘要方》。

◎ 又疗伤寒雪煎方

【处　方】麻黄 600g，杏仁 500g，大黄 100g。

【制　法】先取雪水 2000ml，浸渍麻黄 3 个晚上，加入大黄混合均匀，一同煎煮，减至五分之二，滤汁去渣。再将杏仁下药汁中煎煮，煎至三分之一，滤汁去渣，放置在铜制器皿中。再加雪水 1000ml 合煎，反复煎煮，不断浓缩，直至膏成，做成如弹子大的丸子备用。

【功　效】散寒解表，泻热通里。

【适应证】用于伤寒。

【用　法】每次 10g，溶化在白开水中，适温服，可见立即汗出，若病仍旧没有痊愈，可以再如前法服用 1 丸。

【说　明】此药需密封保存，不能令药气外泄。但此药制作麻烦，可作用性差，现多已不用。

【来　源】《外台秘要方》。

◎ 白膏

【处　方】天雄、乌头、莽草、闹羊花各100g。

【制　法】将上述4味药物切碎，用醋浸渍一晚，将已经熬好的猪脂500g，盛放在铜制器皿中，用火加热至其融化殆尽，加入其他药物，反复煎煮，不断浓缩，过滤去渣，膏成。

【功　效】温阳散寒，祛风止痛。

【适应证】用于伤寒头痛、咽痛；恶疮，小儿头疮，牛领马鞍疮。

【用　法】伤寒头痛：每次5g，酒送服，盖被以助汗出，尚可用其外用摩身。咽痛：每次3g，含服，每日3次，咽下所得药汁。

【禁　忌】不能让药膏进入眼睛。忌猪肉。

【说　明】方中乌头、莽草及闹羊花均有毒。建议煎煮不能低于24小时。

【来　源】《外台秘要方》。

◎ 黄膏

【处　方】大黄、附子、细辛、干姜、花椒、桂心各100g，巴豆50粒。

【制　法】将上7味药切为细末，用醋浸一夜，再放入猪油中微火慢煎3沸，待药色变黄，用纱布滤取汁，冷凝即成。

【功　效】祛风散寒，温经通络。

【适应证】用于外感风寒，发热恶寒，头项强痛等症。

【用　法】伤寒赤色发热，酒服梧子大1枚，又用手摩膏于患处百遍。

【禁　忌】实热证不宜服。

【来　源】《备急千金要方》。此方亦载于《外台秘要方》。

◎ 青膏

【处　方】当归、川芎、吴茱萸、附子、乌头、莽草、蜀椒、白芷各150g。

【制　法】将上述8味药物切碎，用醋浸渍两晚，加入猪脂2000g文火慢煎，等到颜色变黄，滤去药渣，膏成。

【功　效】温阳散寒，祛风止痛。

【适应证】用于伤寒感冒，初得时症见头痛、颈项及后背强痛、四肢疼痛等。

【用　法】每次10g，热酒送服，每日3次。汗出为药物取效的表现，如果没有出汗，可以渐渐增加药物剂量直待汗出为佳，此膏既可内服也可外用摩身。

【禁　忌】忌猪肉。

【注　意】方中附子、乌头及莽草均有毒。以外用为宜，不建议内服。

【来　源】《备急千金要方》。

二、风热感冒膏

◎ 乌扇膏

【处　方】射干、猪膏各500g。

【制　法】将射干、猪油一起合煎，反复煎熬，不断浓缩，直至膏成。

【功　效】清热利咽，消肿止痛。

【适应证】用于伤寒化热，症见咽喉肿大疼痛，食水难以下咽。

【用　法】每次5g，用绵布包裹，含化，咽汁，直至治愈。

【禁　忌】忌酒、蒜等物。

【来　源】《外台秘要方》。

◎ 贴喉膏

【处　方】蜜 500g，甘草 200g，猪膏 400g。

【制　法】先用小火煎煮甘草、猪膏，等到药汁沸腾几次后，过滤去渣，再入蜜，趁药温搅拌将其与药汁融合，膏成。

【功　效】清热解毒，利咽开音。

【适应证】用于伤寒言语不利、咽痛。

【用　法】每次 3g，含服，慢慢咽下药汁。

【禁　忌】忌海藻、菘菜。

【来　源】《外台秘要方》。

◎ 石膏蜜煎

【处　方】石膏 250g，蜜 500g。

【制　法】先煎煮石膏一段时间后，再入蜜，一起同煎，反复煎煮，不断浓缩，直至膏成，过滤去渣。

【功　效】清热泻火，润肺利咽。

【适应证】用于流感见口苦、咽喉不利。

【用　法】每次 3g，含化，化尽后再含。

【来　源】《外台秘要方》。

◎ 泻肺大黄煎

【处　方】川大黄 75g，生地黄汁 60ml，杏仁、枳壳各 40g，牛蒡根汁 40ml，郁李仁 75g。

【制　法】将上药除生地黄汁、牛蒡汁外捣筛为末。先将蜜 150g，酥

75g，同生地黄汁、牛蒡根汁一起下入锅内，再入诸药末，搅拌令匀，慢火煎熬成膏，瓷器收盛。

【功　效】通腑泻热，宽胸降气。

【适应证】用于肺脏气实，大肠气滞，心胸烦壅，咳嗽喘促。

【用　法】每次服不拘时候，用米粥调服。

【禁　忌】虚证、寒证不宜。

【来　源】《普济方》。

三、小儿外感膏

◎ 小儿羌活膏

【处　方】羌活、独活、前胡、川芎各280g，天麻、枳壳、柴胡、桔梗各200g，薄荷、枳实各150g，党参、甘草各80g。

【制　法】用水煎透，炼蜜1000g收之。

【功　效】益气解表，散风祛湿，止咳化痰。

【适应证】用于小儿四时感冒，瘟疫伤寒，头痛身热，咳嗽痰喘，鼻塞声重，惊风搐搦，一切伤风伤寒，或痘或疹。

【用　法】初起之时，每用2g，4～5岁可服5g，解表以微汗为度。伤寒无汗，用姜汤化服；伤食感冒，用山楂化服；惊风壮热，用薄荷汤化服；痘疹初起，用芫荽汤化服。

【说　明】服药后，忌饮食1～2日，谨避风寒；吃乳者减用。

【来　源】《清宫配方集成》。

◎ 羌活膏（出自《万病回春》）

【处　方】人参、白术、独活、前胡、川芎、桔梗、羌活、天麻各200g，薄荷 120g，地骨皮、甘草各 80g。

【制　法】上述药物捣研为细末，加蜜炼 1000 熬合成膏，揉搓为丸，如芡实大。

【功　效】益气扶正，祛风解表。

【适应证】用于小儿风寒外感，惊风内积，发热喘促，咳嗽痰涎，潮热搐搦，痘疹初作。

【用　法】取 1 丸，姜汤研化调下。

【来　源】《万病回春》。

◎ 羌活膏（出自《证治准绳·幼科·集一》）

【处　方】羌活、独活、乌梢蛇各 100g，全蝎、天麻、人参、白僵蚕各 50g，白蜜 500g。

【制　法】将白蜜放入锅中煮沸，然后将上述药物打成粉放入锅中搅拌均匀收膏。

【功　效】健脾益气，息风定惊。

【适应证】用于小儿胎痫反复发作。

【用　法】每日 3 次，每次一汤匙，以麝香、荆芥煎汤送服。

【禁　忌】内无风痰者慎服。

【来　源】《证治准绳·幼科·集一》。

◎ 羌活膏（出自《证治准绳·幼科·集二》）

【处　方】羌活、防风、川芎、人参、白附子、赤茯苓各 50g，天麻 10g，白僵蚕、蝎子、白花蛇、冰片、麝香、辰砂、雄黄各 1g，炮附子、麻黄各 3g，肉豆蔻、沉香、母丁香、藿香叶、木香各 2g，轻粉、珍珠末各 1.5g。

【制　法】将白蜜 300g 放入锅中煎煮，然后将上药打成粉状撒入锅中，搅拌均匀收膏。

【功　效】健脾益气，化痰息风。

【适应证】用于小儿脾胃虚弱或吐泻之后所致的慢惊风，亦可用于小儿伤寒。

【用　法】饭前服用，每次 1 ～ 2 汤匙，以麦冬或薄荷煎汤送服。

【禁　忌】实热所致的惊风慎用。

【注　意】方中辰砂、雄黄、附子、轻粉有毒，不可久服。

【来　源】《证治准绳·幼科·集二》。

◎ 羌活化痰膏

【处　方】天麻、赤茯苓各 50g，羌活、防风各 25g，人参、全蝎、朱砂、明硫黄、水银各 10g。

【制　法】先将硫黄、水银同研如泥，再将余药研为细末掺入成膏状，炼蜜为丸，如梧桐子大。

【功　效】祛风化痰。

【适应证】用于小儿惊风痰涎。

【用　法】每服 1 粒，薄荷汤调下。

【禁　忌】不可过量服用。

【注　意】本方朱砂、硫黄、水银有毒，慎用。

【来　源】《仁斋小儿方论》。

四、外感外用膏

◎ 五物甘草生摩膏

【处　方】甘草、防风各 60g，白术、桔梗各 50g，雷丸 150g。

【制　法】将上述药物切碎备用，先将猪脂 1000g 煎熬成膏，再与其他药物一起置于小火上煎煮，视其可以凝固则膏成，过滤去渣。

【功　效】益气祛风，宣肺护卫。

【适应证】用于新生小儿肌肤幼弱，被风邪所伤，症见身体壮热，或中大风，见手足惊掣。

【用　法】取 3g 大 1 枚，将手炙热摩儿 100 次。

【说　明】虽小儿无病，常以此膏少量摩囟门上及手足心，可以远离风寒。

【来　源】《外台秘要方》。

◎ 贴顶膏

【处　方】蓖麻、杏仁、石盐、川芎、松脂、防风各 250g。

【制　法】先将石盐、川芎、松脂及防风 4 味药物捣研为细末，另捣蓖麻、杏仁，完成后使其混合，用蜡纸包裹备用。

【功　效】祛风散寒，通经止痛。

【适应证】用于头部受风，症见头闷头昏，鼻塞，视物旋转，眼睛发黑。

【用　法】先用艾灸在百会穴上灸 3 壮，完毕后，剃除百会穴周围毛发，保持干燥清洁，用 1 帛布作药贴，其大小略大于所施艾灸的地方，将膏药摊匀后贴在上面，2 ～ 3 天一换。艾灸的地方旋即破溃，出脓血，等用帛布贴之时，看到有似烂柿蒂出现时，效果比较好。

【来　源】《外台秘要方》。此方亦载于《普济方》。

◎ 胡椒丁香膏

【处　方】胡椒、丁香各 7 粒。

【制　法】将胡椒、丁香碾碎，以葱白捣膏。

【功　效】发散寒邪。

【适应证】用于风寒感冒，恶寒，头身疼痛。

【用　法】涂两手心，合掌握定，夹于大腿内侧，温覆取汗则愈。

【禁　忌】热证不宜使用。

【来　源】《本草纲目》。

◎ 阳痧救急膏

【处　方】苍术150g，藿香、陈皮、枳壳、炒山楂、麦芽、炒神曲、酒炒黄芩、半夏各100g，厚朴、羌活、防风、荆芥、川芎、白芷、杏仁、香附、乌药、青皮、大腹皮、槟榔、草果、木瓜、郁金、细辛、香薷、白术、车前子、黄连（姜汁炒透）、大黄、猪苓、木通、泽泻、莱菔子各50g，紫苏子、炒柴胡、干葛、薄荷各35g，吴茱萸、川乌、甘草各25g，滑石200g，生姜、薤白、葱白、大蒜头、菖蒲各100g，凤仙1株，白芥子、川椒、陈佛手干各50g。

【制　法】油丹熬，入雄黄、朱砂、砂仁、明矾、降香、木香、丁香、官桂各25g。砂锅搅匀，慢火煎如稠膏。

【功　效】芳香化湿，解毒救急。

【适应证】用于感受风寒暑湿，饮食失常，霍乱吐泻。

【用　法】贴心、脐。

【禁　忌】严禁内服。

【来　源】《理瀹骈文》。

第六章 通便止痢类膏方

泻痢对应的中医病名为泄泻。其中，大便溏薄者称之为“泄”，大便如水注者称之为“泻”。现代医学认为，泻痢是由多种因素导致的肠道综合征，主要由肠道功能紊乱及肠道炎症反应所致，包括功能性胃肠功能紊乱、慢性结肠炎、溃疡性结肠炎、过敏性肠炎、肠易激综合征、急性肠炎、慢性肠炎、肠结核、慢性胰腺炎等疾病。泻痢主要与脾胃、大小肠、肝、肾等脏腑的功能失调有关。脾失健运，运化无力，升降失调，则生泄泻，治疗应以健脾止痢为主；肠腑受损，不能泌别清浊，水谷并下而成泄泻，治疗应以涩肠止痢为主；肝失疏泄，肝郁犯脾，气机阻滞，运化无常，水谷清气下趋大肠而为泻，治疗应以疏肝止痢为主；肾失封藏，肾阳虚衰，火不生土，脾失温煦，水湿不化，可致大肠滑脱不禁，治疗应以温肾止痢为主。

便秘即大便秘结不通，指排便时间延长，或虽不延长但排便困难。便秘多由大肠积热，或气滞，或寒凝，或阴阳气血亏虚，使大肠传导失常所致。便秘与肺、脾、肾、大小肠等脏腑功能失调相关。肺与大肠相表里，肺热移于大肠，导致肠道传导失职而成便秘，治疗应以清肺通便为主；脾主运化，脾虚运化失常，津液不能输布，糟粕内停，可形成便秘，治疗应以健脾助运、和胃通降为主；肾主水，司二便，肾精不足则肠道干涩，肾阳不足，命门火衰则阴寒凝结，传导失常而成便秘，治疗应以补肾益精、温阳通便为主；传统经典膏方结合养生与调治于一体，最为适用的是年老津枯、产后血虚、热病伤津及失血等所致的便秘，往往以润肠通便为主要治法进行对症治疗。

泻痢与便秘的治疗除用中药汤剂之外，还常采用饮食生活调理、物理灌肠疗法进行辅助治疗，也可以通过使用膏方进行治疗和调理。本章节将通便止痢类膏方分为止痢膏、通便膏，以及通便止痢外用膏，并分别介绍。

一、止痢膏

◎ 黄连膏（出自《本草纲目》）

【处　方】黄连50g。

【制　法】将黄连研为细末，用鸡子白和为饼，于锅中炙为紫色，再研末，入浆水1500ml，慢火煎成膏。

【功　效】清热止痢，健脾补中。

【适应证】主治赤痢久下，累治不愈。

【用　法】每次服1小碗，温米饮。

【来　源】《本草纲目》。

二、通便膏

◎ 养阴理气膏

【处　方】生杭芍、菊花、山楂各120g，羚羊角40g，当归100g，柏子仁10g，桃仁泥、瓜蒌仁、黄芩、槟榔各80g，枳壳、甘草各60g。

【制　法】将上药切碎，水浸后煎煮，纱布滤去药渣，如此3遍，再将所滤药液加热浓缩，下入蜂蜜500g，收膏即成。

【功　效】清肝理脾，润肠通便。

【适应证】用于肝热腑滞之证，症见头晕目赤，心烦失眠，脘痞腹胀，口苦纳呆，大便干结，舌边红苔薄黄，脉左关弦数，右寸关滑而近数。

【用　法】每次服10g，白开水冲服。

【说　明】方中羚羊角取材于国家保护动物，现大多根据其功效改用为水牛角，但用量需大方可取效。

【来　源】《清宫配方集成》。

◎ 润 肠 膏（出自《保命歌括》）

【处　方】威灵仙、生姜、白砂蜜各 480g，青麻油 240g。

【制　法】将上述 4 味药物一起加入到银器内搅拌均匀，小火慢煎，直至煎如饴糖，膏成。

【功　效】润肠通便，下气止噎。

【适应证】用于噎膈之症见大便燥结，饮食良久复出。

【用　法】取 1 汤匙口服，可频服。

【来　源】《保命歌括》。

◎ 润 肠 膏（出自《古今医统大全》）

【处　方】威灵仙（鲜者捣汁）200g，生姜 200g，麻油 100g，白砂蜜（煎沸去沫）200g。

【制　法】上药入砂锅搅匀，慢火煎如稠膏。

【功　效】降逆止呃，润肠通便。

【适应证】用于噎膈大便结燥，饮食良久复出。

【用　法】时时以匙挑服之。1 料未愈，再服 1 料，决效。

【禁　忌】实证不宜。

【来　源】《古今医统大全》。

◎ 杏仁蜜草膏

【处　方】杏仁 500g，生蜜 200g，甘草 50g。

【制　法】将杏仁去皮，用水反复绞取稠汁，入后 2 味药，慢火煎熬，浓缩成稀膏，瓷器收盛。

【功　效】清热平喘，润肠通便。

【适应证】用于肺燥喘热，大便秘结。

【用　法】每于饭后、睡前，用少许酥和沸水点服1匙，如无上证，入盐点服尤佳。

【来　源】《普济方》。

◎ 皂角膏（出自《世医得效方》）

【处　方】大黄25g，黑牵牛子（半炒半生）、猪牙皂角各50g。

【制　法】将上药研为细末，炼蜜100g后下入药末，搅拌均匀如膏状。

【功　效】泻热通便，解毒活血。

【适应证】用于泻肾气，治肾经有热，阴囊赤肿，钓痛，大便秘涩。

【用　法】每次服3g。

【注　意】不宜过量服用。

【来　源】《世医得效方》。

三、止痢外用膏

◎ 阴痧救急膏

【处　方】生附子200g，白附子、川乌、官桂、生半夏、生南星、白术、炮干姜、木瓜、蚕沙各100g，吴茱萸、苍术、草乌、独活、补骨脂、良姜、延胡索、五灵脂、草蔻仁各50g，川芎、防风、桂枝、细辛、酒芍、当归各35g，陈皮、厚朴、荜澄茄、乌梅、炙甘草、巴戟天、益智、八角茴香、姜黄、黄连、乌药、麦冬、五味子、肉蔻仁各25g，党参、黄芪各50g，生姜20片，薤白7个，韭白、艾各100g，菖蒲15g，凤仙子、白芥子各25g，白胡椒50g。

【制　法】将上述药方加入油丹熬 5000ml 熬制，后入雄黄、朱砂、矾、檀香、木香、丁香、砂仁、乳香、没药各 25g，逐渐熬成稠膏状和匀收膏。

【功　效】回阳救逆，温阳止泻。

【适应证】用于麻脚痧，吐泻，冷汗厥逆者。

【用　法】贴胸脐。

【禁　忌】严禁内服。

【来　源】《理瀹骈文》。

◎ 紫花地丁膏

【处　方】紫花地丁 500g。

【制　法】紫花地丁草捣为膏。

【功　效】清热解毒，凉血止痢。

【适应证】用于赤白痢。

【用　法】贴脐上。

【来　源】《串雅内编》。

◎ 暖 脐 膏

【处　方】母丁香、白胡椒各 10g，倭硫黄、绿豆粉各 15g，吴茱萸 5g。

【制　法】将上述药物捣研为细末，用太乙膏 200g，隔水炖化，将药末和入令匀。

【功　效】温中止泻，散寒止痛。

【适应证】用于寒邪入里，太阴受病，脘腹胀痛，大便泄泻。

【用　法】取膏适量，贴脐。

【注　意】方中倭硫黄有毒。

【来　源】《古今医方集成》。

◎ 止泻暖脐膏

【处　方】公丁香、制硫黄各12g，清胡椒30g，绿豆粉60g。

【制　法】将上药共研极细末。

【功　效】散寒止痛，温中止泻。

【适应证】用于一切暑热暑寒，痧疫、腹痛、泄泻、绞腹吊脚等痧。

【用　法】取万应灵膏适量将上药末调和成膏，对脐上贴之。

【注　意】方中硫黄有毒。

【来　源】《丁甘仁先生家传珍方》。

◎ 木鳖止泻膏

【处　方】木鳖仁5枚，母丁香5枚，麝香0.5g。

【制　法】将上述药物捣研为细末，用米汤调和为膏。

【功　效】理气温中，利肠止泻。

【适应证】用于水泻不止。

【用　法】取膏适量，纳脐中贴之，外用膏药固定。

【注　意】方中木鳖仁有毒。

【来　源】《本草纲目》。

◎ 狗皮膏（出自《良朋汇集经验神方·卷四》）

【处　方】木鳖子10g，杏仁、桃枝、柳枝各40g，芝麻油200g，铅丹30g，乳香、没药、麝香各5g。

【制　法】将芝麻油放入铜锅中，先用大火煮沸，再用小火煎煮，然后放入除铅丹、乳香、没药、麝香外的药物煎炸至焦黄色后滤除药渣，然后再放入铅丹，用槐枝、桃枝搅拌，待到槐枝、桃枝变为炭即可，然后停火，最后放入乳香、没药、麝香，逐渐形成稠膏状，和匀收膏，装入瓶中，放入冷水中去火毒。

【功　效】温中散寒，健脾止泻。

【适应证】小儿脾胃虚寒所致的泻痢。

【用　法】直接将膏药摊于狗皮上，然后贴于肚脐即可。

【说　明】狗皮可用油纸、胶布替代。

【来　源】《良朋汇集经验神方·卷四》。

◎ 代灸膏

【处　方】附子 50g，吴茱萸、马蔺花、蛇床子各 10g，肉桂 10g，木香 5g。

【制　法】将上药研为细末。

【功　效】温肾助阳，散寒止泻。

【适应证】治男子下焦虚冷，真气衰弱，泄痢腹痛，气短不食。老年人元气衰弱虚冷，脏腑虚滑，腰脚冷痛沉重，饮食减少，手足逆冷不能忍者。

【用　法】每次取 1 匙，入面少许，用生姜自然汁调药，摊在纸上，贴脐并脐下，以觉腹中热为度。

【禁　忌】不宜内服。

【来　源】《奇效良方》。此方亦载于《瑞竹堂经验方》。

◎ 封脐膏（出自《良朋汇集经验神方》）

【处　方】穿山甲 50g，木鳖子 30g，香油 300g，铅丹 70g，乳香、没药各 25g，麝香 5g。

【制　法】将香油放入铜锅中，先用大火煮沸，再用小火煎煮，然后放入穿山甲、木鳖子继续煎煮，待到锅中药物变为焦黄，然后滤出药渣，再将滤出的药液放在小火上煎煮，放入麝香、乳香、没药、铅丹，逐渐形成稠膏状和匀收膏，装入瓶中。

【功　效】活血通经，温阳止泻。

【适应证】用于夏日贪凉失于盖被所致的腹痛、泄泻。

【用　法】将药物涂于脐眼，然后用塑料薄膜覆盖贴好。

【禁　忌】湿热所致的泄泻慎用。

【说　明】根据国家相关法律法规，已禁止穿山甲入药，可选择蜈蚣、全蝎、地龙以及植物药三棱、莪术进行替代。

【来　源】《良朋汇集经验神方》。

◎ 封脐膏（出自《惠直堂经验方》）

【处　方】大黄、黄芩、黄柏、枳实各 50g，槟榔 40g，黑牵牛子、白牵牛子各 15g，当归、槐花各 25g，地榆 30g，木香 15g，生姜 20g，麻油 400g，黄丹 200g。

【制　法】将上药切碎，入麻油中浸后，慢火煎至药物焦枯，纱布滤去药渣，再将所滤药油加热，下入黄丹，不停搅拌，熬至滴水成珠，冷凝即成。

【功　效】清热燥湿，调气和血。

【适应证】主治痢疾。

【用　法】摊贴脐上。下痢白多者，先用姜 3 片、茶叶 15g、红糖 15g，水煎服。下痢赤多者，或口噤者，用川黄连、地榆各 5g，茶叶 40g，水煎服。服后贴膏药。

【禁　忌】忌肥厚油腻之品。

【来　源】《惠直堂经验方》。

◎ 雄黄膏（出自《普济方》）

【处　方】雄黄、朱砂、当归、花椒各 75g，乌头、薤白各 40g。

【制　法】将上药用醋浸泡一夜，放入猪油中煎 5 沸，滤去渣滓，兑入雄黄及朱砂末，搅拌均匀，即成。

【功　效】宽胸理气，解毒辟秽。

【适应证】用于夜行及病冒雾露所致心腹胀满，吐泻不利；亦治诸卒百劳，四肢有病，痈肿诸病疮。

【用　法】诸卒百劳，温酒调服，如枣核大 1 枚，不瘥再服，得下即除。四肢有病，痈肿诸病疮，皆可外摩涂敷。夜行及病冒雾露，以外涂人身为佳。

【禁　忌】本方外用，不宜内服。

【注　意】方中雄黄、朱砂、乌头有毒。

【来　源】《普济方》。

◎ 外灸膏

【处　方】木香、附子（炮）、蛇床子、吴茱萸、胡椒、川乌各 30g。

【制　法】将上药研为细末。每药末 15g，用面 10g，混匀后，用生姜自然汁调如膏状。

【功　效】温脾暖肾，散寒止痢。

【适应证】用于治一切虚寒，下痢赤白，或时腹痛，肠滑不禁，心腹冷极，皆可用。

【用　法】贴脐中，上下以衣物盖定，熨斗盛火熨之，以痢止为度。

【禁　忌】实热证不宜使用。

【注　意】方中川乌有毒。

【来　源】《奇效良方》。此方亦载于《十便良方》。

◎ 泻痢膏

【处　方】赤石脂、诃子、罂粟壳各 200g，干姜 250g，黄丹 500g，龙骨 100g，乳香、没药各 25g，麝香 5g。

【制　法】将前 4 味药物捣研为细末，用麻油 1200g，熬去 200g，直至剩下 1000g，趁热加入水飞黄丹 500g，直至煎熬成黑色，滴水成珠，放入以下 4 味药物：龙骨 100g，乳香 25g，没药 25g，麝香 5g。将药物一起捣研为细末，加入后搅拌使其混合均匀，退火，出火毒。

【功　效】温中理气，涩肠止痢。

【适应证】用于泻痢。

【用　法】取膏 15g，摊涂在纸上，贴脐上。

【说　明】冬季可加肉蔻 25g。

【来　源】《万病回春》。

◎ 红白痢膏药

【处　方】巴豆适量，雄黄少许。

【制　法】上将雄黄末少许，入巴豆研成膏，先将患者眉心中穴用水洗净，将膏摊油纸上，备用。

【功　效】导滞消痢。

【适应证】用于寒湿痢疾，红白夹杂，白多红少者。

【用　法】贴穴上，壮者贴敷一炷香时间，老幼贴敷半炷香时间，视人大小用之。香尽将药轻轻揭去，拭尽。

【禁　忌】湿热痢疾，红多白少者或脓血痢。

【注　意】巴豆、雄黄均有毒，慎用。

【来　源】《寿世仙丹》。

◎ 清胃膏

【处　方】生地黄 200g，大麦冬、天花粉各 150g，黄连、知母、当归、瓜蒌仁、生白芍、石斛、天冬、干葛、生甘草各 100g，玄参、丹参、苦参、羌活、枳实、槟榔、防风、秦艽、枯黄芩、川郁金、土贝母、香白芷、半夏、化橘红、苦桔梗、连翘、川芎、柴胡、前胡、胆南星、怀山药、忍冬藤、蒲黄、杏仁、麻仁、苏子、炙甘草、青皮、地骨皮、桑白皮、黄柏、黑山栀、赤芍、牡丹皮、红花、五味子、五倍子、胡黄连、升麻、白术、甘遂、大戟、细辛、车前子、泽泻、木通、皂角、蓖麻仁、木鳖仁、羚羊角、镑犀角、穿山甲、大黄、芒硝各 50g，滑石 200g。

生姜（连皮）、竹茹各 150g，石菖蒲 50g，葱白、韭白、薤白、藿香各 100g，茅根、桑叶、芦根、枇杷叶（去毛）、芭蕉叶、竹叶各 200g，槐枝、柳枝、桑枝、白菊花各 400g，凤仙草，全株，乌梅 3 个。

【制　法】两方共用油 10kg，分熬丹收。再入生石膏 400g，寒水石 200g，青黛 50g，牡蛎粉、元明粉各 100g，牛胶（酒蒸化）200g。俟丹收后，搅至微温，以 1 滴试之不爆，方取下，再搅千余遍，令匀，愈多愈妙。

【功　效】滋阴泻热，清胃凉血。

【适应证】治胃中血不足，燥火用事。或心烦口渴，或呕吐黄水，或噎食不下，或食下吐出，或消谷善饥，或大呕吐血，或大便难。亦治肺燥者、肾热者、挟心肝火者。

【用　法】贴上、中、下三脘。

【注　意】严禁内服。

【说　明】根据国家相关法律法规，已禁止穿山甲、犀角入药。穿山甲可选择蜈蚣、全蝎、地龙及植物药三棱、莪术进行替代，犀角可选择水牛角替代。方中羚羊角取材于国家保护动物，现大多根据其功效也可改用为水牛角，但用量需大方可取效。

【来　源】《理瀹骈文》。

第七章 疮疡外用类膏方

疮疡是中医外科常见疾病，有广义与狭义之分。广义疮疡泛指一切体表浅显的外科疾病，狭义疮疡是指各种致病因素侵袭人体后引起的体表感染性疾病，相当于西医学的“体表外科感染”。疮疡多由毒邪内侵，邪热灼血，以致气血凝滞而成。其包括了体表上的肿疡及溃疡、痈、疽、疔疮、疖肿、流注、流痰、瘰疬等病证。各种致病因素侵袭人体后，影响气血运行，引起局部气血凝滞，营卫不和，经络阻塞，产生肿痛症状。疮疡发生以后，正邪交争的结果决定着疮疡的发展和转归。若因失治误治导致邪毒炽盛，或人体气血虚弱，不能托毒外达，可使邪毒走散，内攻脏腑，形成走黄与内陷，危及生命。

疮疡的致病因素，有外感（外感六淫邪毒、感受特殊之毒、外来伤害等）和内伤（情志内伤、饮食不节、房事损伤等）两大类。①外邪引起的疮疡：以“热毒”“火毒”最为多见，风、寒、暑、湿等引起的疮疡，有的在初起阶段，并不都具有热毒、火毒的红热现象，在不能控制的情况下，病至中期，才能显现。这类疮疡一般都具有阳证疮疡的特点，因为疮疡发生之后，病理过程是不断发展和变化的，而疮疡的最终表现，大多为热毒、火毒之象。②内伤引起的疮疡：大多因脏腑内虚致病，且多属于慢性，如肾虚络空，易为风寒痰浊侵袭而成流痰；肺肾阴亏，虚火上炎，灼津为痰而成瘰疬。这类疮疡的初、中期多具有阴证疮疡的特点。

中医外用膏剂治疗疮疡往往能起到立竿见影的效果，本章根据疮疡外用膏方治法将其分为攻毒疔疮膏、祛腐生肌膏、消肿散结膏、白癜风膏等，并依次进行介绍。

一、攻毒疗疮膏

◎ 乌头膏（出自《千金翼方·卷二十四》）

【处　方】乌头、雄黄、雌黄、川芎、升麻、黄柏、黄连各 25g，杏仁 14 枚，胡粉 2g，巴豆仁 7 枚，血余炭 10g，松脂 30g，防己 6g，珍珠粉 10g，猪膏 4800g。

【制　法】将上方前 13 味药切碎，用猪膏 4800g 急煎，令血余炭消尽，用纱布绞去药渣，下入珍珠粉 10g，搅拌均匀，冷凝即成。

【功　效】攻毒疗疮。

【适应证】所生之疮痒痛焮肿，脓液较多，难敛难愈，伴随身体壮热等症。

【用　法】先用温醋泔将疮洗净，拭干后取膏敷之。

【说　明】方中乌头、雄黄、雌黄、胡粉、巴豆仁有毒。

【注　意】不适合内服。

【来　源】《千金翼方·卷二十四》。

◎ 摩风膏（出自《普济方·卷二百七十二》）

【处　方】白附子、白芍、白茯苓、零陵香、白及、白蔹、白芷、白檀、藿香、升麻、细辛、黄芪、甘草、杏仁各 20g，黄蜡 240g，樟脑 1g，瓜蒌 80g，天花粉 40g，芝麻油 600g。

【制　法】将前 14 味药切碎，放油中浸泡 100 日后，小火煎熬，直至白芷色微黄，加入瓜蒌、天花粉，煮至百沸，过滤去滓，再入黄蜡加热，以蜡熔开为度，兑入樟脑，膏即成，瓷器收盛，密封保存。

【功　效】祛风止痒，解毒疗疮。

【适应证】头面发疮肿疥癣等疾，以及汤火破伤，能灭瘢痕。

【用　法】每用少许，外涂患处。

【注　意】本方外用，不宜内服。

【来　源】《普济方·卷二百七十二》。

◎ 天南星膏（出自《奇效良方》）

【处　方】天南星 50g，黄柏 25g，赤小豆 10g，皂角（不蛀者，烧灰存性）1 挺（约 5g）。

【制　法】将上药研为细末，以水调成膏。

【功　效】解毒疗疮。

【适应证】风毒痈疖，已结即破，未结即散之，立效。

【用　法】取膏适量，外贴患处。

【禁　忌】本方外用，不宜内服。

【来　源】《奇效良方》。

◎ 附子膏（出自《普济方》）

【处　方】附子 30g，鲫鱼 1 条，血余炭如鸡子大，猪脂 160g。

【制　法】将上药除附子外同煎，至猪脂消，过滤去渣，兑入附子（末），搅拌均匀，膏即成，瓷器收盛。

【功　效】解毒疗疮，杀虫止痒。

【适应证】一切疥癣、恶疮不瘥。

【用　法】每次用少许，外涂患处。

【禁　忌】本方外用，不宜内服。

【来　源】《普济方》。

◎ 绿云膏

【处　方】大黄、黄连、黄芩、黄柏、玄参、木鳖子各 10g，香油 200g，松香 100g，猪胆汁 20g，铜绿 30g。

【制　法】先将香油放入锅中煮沸，然后将前 6 味放入锅中煎炸直至锅中药物变为焦黄色，滤出药渣，再放入松香熬制成膏状，待锅中药物稍凉再放入猪胆汁、铜绿，搅拌均匀收膏。

【功　效】清热解毒，消瘰散结。

【适应证】瘰疬重重叠起，肿痛不可忍，口渴生痰，使用蟾酥膏后，辅助外用。

【用　法】先用火针刺入核中，不可透底，然后将蟾酥膏填于针孔中，再在外面敷上本膏。

【禁　忌】体质虚弱者及虚寒证慎用。外用，禁内服。

【说　明】若疮口长期不干可加入乳香、没药、轻粉。

【来　源】《证治准绳》。

◎ 黄连膏（出自《类证治裁》）

【处　方】黄连、当归、生地黄、黄柏、姜黄各 50g，香油 450g，黄蜡 300g。

【制　法】先将香油倒入铜锅中煮沸，然后放入除黄蜡以外的药物煎炸。待到锅中药物变为焦黄即可滤去药渣，然后加入黄蜡熬制成膏状。

【功　效】清热解毒润燥。

【适应证】疔疮肿毒所致的皮肤干燥。

【用　法】取膏适量，敷患处。

【禁　忌】本方外用，禁内服。

【来　源】《类证治裁》。

◎ 黄连膏（出自《刘涓子鬼遗方》）

【处　方】黄连、生胡粉各 150g，白蔹、大黄、黄柏各 100g。

【制　法】上药捣研为细末，用猪脂 800g 调和成膏。

【功　效】清热解毒，消肿止痛。

【适应证】热疮。

【用　法】取膏适量，涂疮。

【禁　忌】此方胡粉有毒，只宜外用。

【来　源】《刘涓子鬼遗方》。

◎ 升麻膏

【处　方】升麻、大黄、护火草、蛇衔草、栀子、寒水石、芒硝、大青叶、生地黄、芭蕉根、羚羊角粉、梧桐皮各 50g，竹沥 800g，腊月猪油 500g。

【制　法】先将上述药物（除竹沥、腊月猪油外）打成粉状，并将粉末放入竹沥中浸泡一昼夜，然后滤除药渣，将药液与猪油一起放入锅中，慢火熬成膏状，然后以瓷器盛装封存。

【功　效】清热解毒，消痈散结。

【适应证】用于小儿丹毒发无定处，身热如火烧。

【用　法】取膏药用清水化开涂于患处，然后取 1 汤匙以竹沥化服。

【禁　忌】虚寒证患者慎用。

【说　明】方中羚羊角粉取材于国家保护动物，现大多根据其功效改用为水牛角粉，但用量需大方可取效。

【来　源】《证治准绳》。

◎ 黄连膏（出自《外台秘要方》）

【处　方】黄连、当归、马齿苋、川芎、薯蓣各 60g，珍珠、矾石、黄柏、生竹皮各 30g，石韦 12g，猪肪 1000g。

【制　法】将上述药物（猪肪除外）切碎，猪肪切成细块，与酒 400g 合煎，待石韦色焦则膏成，过滤去渣。

【功　效】益气养血，解毒敛疮。

【适应证】背痈、乳痈及各种恶疮。

【用　法】取适量，敷疮上；或用酒送服 3g。

【禁　忌】忌猪肉、冷水。

【来　源】《外台秘要方》。

◎ 黄连膏（出自《普济方·卷二百八十》）

【处　方】白矾、硫黄、黄连、雌黄各 40g，蛇床子 30g。

【制　法】将上药研末，用猪油 200g 搅拌均匀，即成。

【功　效】杀虫疗疥，疏风涤热。

【适应证】疥疮。

【用　法】用盐水洗净患处后，再外擦本膏。

【禁　忌】本方外用，不宜内服。

【注　意】方中硫黄、雌黄有毒。

【来　源】《普济方·卷二百八十》。

◎ 黄连膏（出自《奇效良方·卷五十四》）

【处　方】黄连、黄柏、豆豉、蔓荆子、杏仁各 25g，水银 5g。

【制　法】将上药研为细末。水银入生油 200g 中研匀，再入前药末，同研成膏。

【功　效】杀虫疗癣。

【适应证】一切久癣，积年不愈，潜侵四周，复变成疮，疮疱赤黑，痒不可忍，搔之出血。

【用　法】外涂疮上，每日 3 次。

【禁　忌】不宜内服。

【注　意】方中水银有毒，慎用。

【来　源】《奇效良方·卷五十四》。

◎ 臁疮黄连膏

【处　方】黄连、黄柏、白鲜皮各 20g，姜黄、归尾、白芷、牡丹皮、赤芍、黄芩、秦艽各 12g，生地黄、合欢皮、紫草各 40g。

【制　法】将上药用麻油 800g 熬枯，捞去渣，下黄蜡、白蜡各 80g，熔化收膏，入瓷罐内，用油纸摊贴患处。

【功　效】清热燥湿，解毒散结。

【适应证】多年臁疮湿毒。

【用　法】取膏适量，摊贴患处。

【禁　忌】本方外用，不宜内服。

【来　源】《青囊秘传》。

◎ 紫金膏（出自《普济方·卷二百七十三》）

【处　方】冰片、轻粉、胆矾各 6g，没药 12g，乳香 10g，巴豆、蓖麻仁（研）、黄丹、石灰、荞麦（淋）各 3g，麝香 1g。

【制　法】将上药研成细末，先熬石灰水 5～7 次，再入诸药，煎熬浓缩，直至膏成，过滤去滓，瓷器收盛。

【功　效】清热解毒，消肿溃坚。

【适应证】疔疮。

【用　法】每次用少许，外涂患处。

【禁　忌】本方外用，不宜内服。

【来　源】《普济方·卷二百七十三》。

◎ 地黄膏（出自《普济方·卷二百八十四》）

【处　方】煅石膏、藿香叶、蚌粉、白芷、雄黄各20g，生地黄汁60ml。

【制　法】将上药（地黄汁除外）共研为末，用生地黄汁60ml调如膏状。

【功　效】解毒疗疮，杀虫止痒。

【适应证】一切痈疽，兼治毒虫所伤。

【用　法】每次用适量，涂疮上四围，留疮头，已破者亦留疮口勿涂，干即再敷，药厚则用水湿润。

【禁　忌】本方外用，不宜内服。

【来　源】《普济方·卷二百八十四》。

◎ 当归膏（出自《普济方·卷二百七十七》）

【处　方】当归、甘草、胡粉、羊脂各50g，猪脂110g。

【制　法】将上药除羊脂、猪脂及胡粉外，均捣罗成末。先熬脂令沸，下药末、胡粉，用柳枝搅拌均匀，即成，瓷器收盛。

【功　效】解毒疗疮，消肿止痛。

【适应证】用于灸痛。

【用　法】每用少许，摊于布上，外贴患处，以瘥为度。

【禁　忌】本方外用，严禁内服。

【注　意】方中胡粉有毒。

【来　源】《普济方·卷二百七十七》。

◎ 甘草膏（出自《普济方》）

【处　方】甘草（为末）20g，乳香、蜡各5g。

【制　法】先煎蜡至熔化，加入余药，搅成稀膏。

【功　效】解毒疗疮，消肿止痛。

【适应证】用于灸疮痛不可忍。

【用　法】每用少许，外涂疮上。

【禁　忌】本方外用，严禁内服。

【来　源】《普济方》。

◎ 甘草芫花膏

【处　方】甘草 1000g，芫花、大戟、甘遂各 15g。

【制　法】甘草煎膏，芫花、大戟、甘遂打成细粉混匀。

【功　效】解毒消肿。

【适应证】用于一切痈疽发背、无名肿毒及对口诸疮，已溃未溃。

【用　法】先用毛笔蘸甘草膏涂于疮之四周，再取芫花、大戟及甘遂 3 味药末，醋调和成膏，用毛笔涂疮上。

【注　意】方中芫花、大戟及甘遂有毒。

【说　明】原方并无方名，仅描述为“缩赘瘤”，为便于读者理解，故更名为甘草芫花膏。

【来　源】《串雅外编》。

◎ 甘草膏（出自《奇效良方》）

【处　方】无节甘草、有节甘草各 200g。

【制　法】取无节甘草，入水中浸透，以炭火将甘草蘸水焙炙，再将所炙甘草用水 600ml，酒 1000ml，慢火煎如膏，1 次服完。再取有节甘草，煎汤后淋洗患处。

【功　效】清热解毒。

【适应证】 用于悬痈（即肛周生痈）。

【用　法】 先服无节甘草膏，再用有节甘草煎汤淋洗患处。

【来　源】《奇效良方》。

◎ 甘草膏方

【处　方】 甘草、当归各 50g，胡粉 75g，羊脂 75g，猪脂 150g。

【制　法】 上药前 3 味切碎，与猪脂、羊脂一起小火煎煮，直至成膏，绞榨过滤去渣，待其自然冷却凝固。

【功　效】 清热解毒，行气活血。

【适应证】 用于疔肿。

【用　法】 取膏适量，敷疮。

【注　意】 方中胡粉有毒。

【说　明】 原方名为“治灸疮，甘草膏方”，为便于读者理解，故更名为甘草膏方。

【来　源】《刘涓子鬼遗方》。

◎ 白术膏方

【处　方】 白术 100g，附子（大者，炮）15g，甘草 50g，羊脂 250g，松脂 300g，鸡子（大）1 枚，猪脂（不入水者）250g。

【制　法】 小火上煎猪脂后，纳羊脂并诸药，又煎膏成，绞榨过滤去渣，待其自然凝固。

【功　效】 凉血解毒。

【适应证】 汤沃人肉烂坏之症。

【用　法】 取膏适量，涂疮上，每日 3 次。

【注　意】 方中附子有毒。

【说　明】原方名为“治汤沃人肉烂坏，术膏方”，为便于读者理解，故更名为白术膏方。

【来　源】《刘涓子鬼遗方》。

◎ 紫雪膏

【处　方】寒水石、石膏、磁石、滑石各500g，玄参160g，羚羊角、水牛角、沉香、青木香各50g，升麻16g，丁香10g，炙甘草80g。

【制　法】先将寒水石等4种金石药一起煎煮，滤汁去渣，后入余下药物合煎，滤汁去渣。再取芒硝70g加入先前药汁中，小火上煎熬，不停搅拌，直至膏成，贮放在木盆中，半天后凝固，入已研好朱砂30g，研细麝香5g，搅拌均匀，放冷两天后变成霜雪样紫色即成。

【功　效】解毒疗疮。

【适应证】用于脚气毒遍内外，症见烦热、口中生疮，精神失常，詈骂叫喊；众多金石、毒草、热药中毒发作及热邪导致的急黄等；瘴疫、毒疫、猝死、温疟、五尸、五疰、心腹各种疾病，症见绞痛刺痛及刀割样疼痛；各种不明原因中毒；小儿惊痫。

【用　法】素体强壮者，每次服用6g，热毒当出；年老体弱之人或热毒轻微者，每次服用3g，根据病情适当调整。若脚气病经过服用金石药，而见发热毒闷者，用之效果很好。用水服用12g，效果远胜于服三黄汤10剂。

【禁　忌】忌海藻、菘菜、生血物等。

【注　意】方中朱砂有毒，不可轻易服用。方中本有黄金，现稀缺，故去。方中之麝香，珍稀难得，酌情使用。犀角已从《中国药典》中删除，方中犀角与已用水牛角替代。羚羊角取材于国家保护动物，也可用水牛角替代，但用量需大方可取效。

【来　源】《外台秘要方》。

◎ 天门冬大煎

【处　方】天冬、枸杞根、生地黄各 35000g，酥、白蜜各 3000g，獐骨一具。

【制　法】先将天冬及生地黄捣研取汁，置铜器中，小火煎煮，直至减半，再入剩下的药物继续煎煮，直至减半，继而武火煎煮，待稍用力就可为丸，膏成。

【功　效】解毒疗疮。

【适应证】用于脚气。

【用　法】取 5g，晨起空腹用酒送服，每日 2 次，可以慢慢加至每次 12g。

【禁　忌】忌生冷、醋滑、鸡、猪、鱼、蒜、油、面、芜荑等。

【来　源】《备急千金要方》。

二、祛腐生肌膏

◎ 当归膏（出自《外科枢要》）

【处　方】当归、生地黄、黄蜡各 200g，麻油 800g。

【制　法】将当归、生地黄入麻油内煎至黑色，滤去药渣，下入黄蜡熔化，候温搅匀即成。

【功　效】祛腐生肌。

【适应证】用于发背、痈疽、汤火伤等症。其肉未坏者，用之自愈；肉已死，用之自溃，新肉易生。

【用　法】取膏适量，外贴患处。

【禁　忌】不宜内服。

【来　源】《外科枢要》。

◎ 神圣膏药

【处　方】当归、藁本各25g，没药、乳香各15g，白及、琥珀各12g，黄丹200g，木鳖子（去皮）5个，胆矾5g，粉霜5g，黄蜡100g，白胶150g，巴豆（去皮）25个，槐枝200g，柳枝200g，清油500g。

【制　法】将槐、柳枝入清油中煎至焦黑，取出，再下余药，待药物颜色变为黑色，用纱布滤出药渣，再将所滤油加热，下入黄丹，熬至滴水成珠即成。

【功　效】敛疮生肌。

【适应证】一切恶疮。

【用　法】取膏适量，外贴患处。

【禁　忌】不宜内服。

【注　意】方中黄丹、木鳖子、粉霜、巴豆有毒。

【来　源】《儒门事亲》。

◎ 蔷薇膏（出自《普济方·卷二百七十五》）

【处　方】蔷薇（春夏用枝，秋、冬用根）1000g，铅丹500g，松脂400g。

【制　法】将蔷薇加入油中煎黑，去滓，下松脂，待脂熔化后，过滤，下铅丹，小火边煎边搅拌，直至色变膏凝，即成。

【功　效】清热解毒，拔毒生肌。

【适应证】恶疮不识名者。

【用　法】每用少许，摊于布上，外贴患处，每日换药2次。

【禁　忌】本方外用，不宜内服。

【注　意】方中铅丹有毒。

【来　源】《普济方·卷二百七十五》。

◎ 当归敛疮膏

【处　方】当归、黄蜡各50g，麻油200g。

【制　法】用麻油慢火煎当归至焦黄，纱布滤去药渣，下入黄蜡收膏。

【功　效】生肌敛疮，清热止痛。

【适应证】用于汤火伤疮，焮赤溃烂。

【用　法】摊贴患处。

【禁　忌】不宜内服。

【来源五】《本草纲目》。

◎ 当归膏（出自《寿世保元》）

【处　方】当归、生地黄（炒）、黄蜡各50g，麻油350g。

【制　法】先将当归、生地黄入麻油煎黑，再入黄蜡，至其熔化，待其凝固，搅拌混匀，则成膏。

【功　效】生肌止痛，补血续筋。

【适应证】用于杖疮、跌仆、汤火烫伤、疮毒等，不问已溃未溃，肉虽伤而未坏者，用之自愈，肉已死用之而自溃，新肉易生，搽至肉色渐白，其毒始尽，此方生肌最速。如棍杖者，外皮不破，内肉糜烂，其外皮因内干缩，坚硬不破，牵连好肉作痛，俗称疔痂皮。

【功　效】活血化瘀，生肌疗疮。

【用　法】取膏适量，敷疮。若杖疮内有瘀血者，用带有锋芒的瓷片，于患处砭去其瘀血，再涂此药。

【来　源】《寿世保元》。

◎ 长肉膏

【处　方】人参、黄芪、当归、合欢皮、玄参、血竭、龙骨、赤石脂各10g，血余炭30g，老鼠1只，白蜡50g，麻油150g，铅丹50g。

【制　法】先将血竭、龙骨、赤石脂、白蜡打成粉状备用，然后将麻油倒入铜锅中煮沸，再将除铅丹以外的药放入铜锅中一起煎煮，待到锅中药物变为焦黑时滤出药渣，继续加热，然后将制备好的药粉放入锅中搅拌均匀，再放入铅丹即可收膏。

【功　效】益气养血，生肌敛疮。

【适应证】用于疮疡久不生肉，身体虚弱，疲倦乏力等。

【用　法】直接将膏药贴于患处即可。

【来　源】《景岳全书》。

◎ 血竭膏（出自《古今医统大全》）

【处　方】血竭、轻粉、干胭脂、密陀僧、乳香、没药各250g。

【制　法】上药为细末，以猪脂2000g溶调，搽在红纸上贴之。

【功　效】敛口生肌，拔毒止痛。

【适应证】适用于杖疮。

【用　法】先用冷水将疮洗净、拭干，再取适量用猪脂调匀，摊涂于红纸上，敷疮。

【注　意】方中轻粉、密陀僧有毒。

【来　源】《古今医统大全》。

◎ 神效打板膏

【处　方】乳香（去油）、没药（去油）各 8g，轻粉、血竭、冰片各 2g，麝香 1g，樟脑 10g，儿茶 10g，黄蜡 60g，猪板油（熬，去渣）150g。

【制　法】将上药研为极细末，黄蜡同猪板油熬化，下入药末，搅拌均匀，冷凝即成。

【功　效】活血化瘀，疗伤止痛。

【适应证】死血郁结、呃逆不食，并夹棍伤内烂。

【用　法】外贴患处。

【禁　忌】不宜内服。

【来　源】《集验良方》。

◎ 野葛膏方

【处　方】野葛皮、黄连、细辛、杏仁、莽草、芍药、藜芦、附子、乳发、茜草、川芎、白芷、蛇床子、桂心、藁本、乌头、白术、吴茱萸、雄黄、矾石、天雄、当归各 100g，斑蝥、巴豆（去皮、心）、蜀椒（去目，汗，闭口）、黄柏各 50g。

【制　法】上药切碎，捣研为细末、过筛，与猪脂 2500g 一起置于铜器中小火煎煮，反复浓缩，直至膏成，绞榨过滤去渣，再煎，搅拌使其混合均匀。

【功　效】活血化瘀，祛腐生肌。

【适应证】久疽，诸疮之症。

【用　法】取膏适量，敷疮上，每日 4 次。

【注　意】方中细辛、莽草、藜芦、附子、乌头、雄黄、天雄、斑蝥、巴豆有毒。

【说　明】原方名为“治久痼疽诸疮野葛膏方”，为便于读者理解，故更名为野葛膏方。

【来　源】《刘涓子鬼遗方》。

◎ 生地黄膏（出自《仁斋直指方论·卷二十二》）

【处　方】露蜂房（炙黄）、五倍子、木香各15g，乳香10g，轻粉1g。

【制　法】将上药研为细末，用生地黄捣汁，和匀为膏。

【功　效】止漏敛疮。

【适应证】漏疮。

【用　法】取膏适量，贴疮。

【禁　忌】不宜内服。

【来　源】《仁斋直指方论·卷二十二》。

◎ 三神膏

【处　方】蓖麻子仁、陈醋各500g，盐20g。

【制　法】上3味置锅中，用槐条搅成膏。

【功　效】拔毒生肌。

【适应证】治痈疽发背已溃烂者。

【用　法】先用猪蹄煎汤或米泔水将疮洗净，再用鸡翎缓缓摊膏于疮上，其皮即皱，其肉即生。

【禁　忌】痈疽初起之时不宜。

【来　源】《寿世保元》。

◎ 地黄膏（出自《普济方·卷二百七十二》）

【处　方】地黄汁1000ml，松脂75g，薰陆香40g，羊肾脂、牛酥、蜡各如鸡子大。

【制　法】先取前3味药，加热至松脂及薰陆香熔化，入后3味药，搅拌均匀，煎熬浓缩成膏，去滓，瓷器收盛。

【功　效】清热解毒，去脓生肉。

【适应证】一切疮已溃者。

【用　法】每次用适量，外涂患处。

【禁　忌】本方外用，不宜内服。

【来　源】《普济方·卷二百七十二》。

◎ 黄连膏（出自《疡科心得集》）

【处　方】黄连（研细炒黑）25g，大黄（研末）500g，黄蜡75g，桐油500g，冰片1g。

【制　法】将桐油于锅内熬至起白星，下入黄蜡，熔化后，下入黄连、大黄，搅拌均匀，再入冰片搅匀即成。

【功　效】清热燥湿，敛疮生肌。

【适应证】用于足三阴湿热，腿脚红肿，皮破脂流，类乎中风，浸淫不止，痛痒非常者。

【用　法】取膏适量，外贴患处。

【禁　忌】不宜内服。

【来　源】《疡科心得集》。

三、消肿散结外用膏

◎ 消疬膏

【处　方】第一组：黄丹500g，乳香（去油）、没药（去油）、孩儿茶、密陀僧、血竭各50g，麝香5g。

第二组：当归、穿山甲片、黄柏、黄芩各 250g，陈酒 150g，肉桂、木鳖子、象皮、黄连、艾叶、天花粉各 50g，蜈蚣 10 条，金银花 200g，香油 2300g。

【制　法】先将第二组共 14 味药物用香油浸渍 15 天，夏季 5 天，秋季 10 天，熬枯去渣，收膏时入第一组 7 味药物，和匀成膏。

【功　效】化痰散结，解毒消肿。

【适应证】痰疬。

【用　法】取膏适量，摊贴患处。

【注　意】方中黄丹、木鳖子有毒。

【说　明】根据国家相关法律法规，已禁止穿山甲、象皮入药，穿山甲可选择蜈蚣、全蝎、地龙及植物药三棱、莪术进行替代；象皮可选择鹿角胶、水牛皮或植物药白及、黄芪等替代。

【来　源】《青囊秘传》。

◎ 二仙膏

【处　方】明矾、雄黄各 100g。

【制　法】上药研细，再用 100g 水糊和成膏。

【功　效】行气消痞，消肿散结。

【适应证】治痞气腹中作块。

【用　法】纸摊贴患处即效。不效，再以 100g 水摊贴，须看贴药之，大便如脓下，即愈。

【来　源】《古今医统大全》。

◎ 黄白膏

【处　方】雄黄、白矾各 50g。

【制　法】将雄黄、白矾研为细末，面糊调膏摊布上。

【功　效】消痞散结。

【适应证】各种痞积。

【用　法】外贴患处。

【禁　忌】严禁内服。

【说　明】原方并无方名，仅描述为“化痞膏药”，民间往往根据药物颜色俗称其为黄白膏，故以此命名。

【来　源】《验方新编》。

◎ 大蒜膏

【处　方】大蒜 100g，大黄、皮硝各 50g。

【制　法】将大蒜捣烂，大黄、皮硝研为细末，再将上 3 味药混匀，共捣成膏。

【功　效】消痞散结。

【适应证】主治各种痞积。

【用　法】外贴患处。

【禁　忌】不宜内服。

【说　明】原方并无方名，仅描述为“化痞膏药”，故根据方药命名为大蒜膏。

【来　源】《验方新编》。

◎ 大蒜田螺膏（出自《本草纲目》）

【处　方】大蒜、田螺、车前子各 100g。

【制　法】将车前子研为细末，大蒜、田螺捣烂，再将三者混匀，捣为膏。

【功　效】利尿消肿。

【适应证】主治水气肿满。

【用　法】摊贴脐中。

【禁　忌】不宜内服。

【说　明】原方并无方名，故根据方药命名为大蒜田螺膏。

【来　源】《本草纲目》。

◎ 消痞散结膏

【处　方】清油 500g，密陀僧 300g，羌活 50g，阿魏 25g，麝香 10g。

【制　法】将清油煎滚，下入密陀僧、羌活，熬至焦枯，纱布滤去药渣，再将所滤药油加热，熬至滴水成珠，离火，再下入阿魏、麝香，搅拌均匀，冷凝即成，随患处大小摊贴。

【功　效】消痞散结。

【适应证】主治各种痞积。

【用　法】外贴患处。

【禁　忌】不宜内服。

【说　明】原方并无方名，仅描述为“治痞块”，故根据方药功效命名为消痞散结膏。

【来　源】《验方新编》。

◎ 消痞膏（出自《青囊秘传》）

【处　方】香油 320g，密陀僧 120g，阿魏 10g，水红花子 6g，麝香 6g，羌活 20g。

【制　法】先将羌活、水红花子熬枯去渣，再熬至滴水成珠，入密陀僧、阿魏、麝香和匀，或捣研为细末摊膏用亦可。

【功　效】软坚散结，活血消积。

【适应证】主治各种癥瘕、痞积。

【用　法】取膏适量，贴患处。

【来　源】《青囊秘传》。

◎ 消痞膏（出自《景岳全书》）

【处　方】三棱、莪术、穿山甲、木鳖子、杏仁、水红花子、莱菔子、透骨草、大黄、独头蒜、阿魏、乳香、没药、麝香各50g，铅丹700g，麻油1000g。

【制　法】先将阿魏、乳香、没药、麝香捣研为细末备用。麻油入铜锅中煮开，下余药一起煎煮，待药物变为焦黑时滤出药渣，再煎，入铅丹及所得药粉，搅拌均匀，收膏，盛于瓷器中贮存，放入水中浸泡数日去其火毒。

【功　效】理气活血，消痞散结。

【适应证】气血瘀滞所致的癥瘕痞块。

【用　法】用于癥瘕痞块可先用荞麦面和匀，围住患处四周，然后在患处放芒硝并用纸盖好，再用熨斗在纸上熨烫，让热气内达，后将药膏均匀涂于患处即可，若见大便脓血不必惊慌，仍继续使用。若泄泻可贴于肚脐。

【禁　忌】忌房事及生冷。

【注　意】方中木鳖子、水红花子、铅丹有毒。

【说　明】根据国家相关法律法规，已禁止穿山甲入药，可选择蜈蚣、全蝎、地龙及植物药三棱、莪术进行替代。

【来　源】《景岳全书》。

◎ 消痞膏（出自《验方新编》）

【处　方】密陀僧300g，阿魏25g，羌活、水红花子各50g，穿山甲

15g，香油 900g，麝香 5g。

【制　法】将上药切碎，入香油中浸后慢火熬至焦枯，纱布滤去药渣，再将所滤药油加热，熬至滴水成珠，离火，下入麝香，搅拌均匀，用布照痞大小摊贴。

【功　效】消痞散结。

【适应证】治积年恶痞，至重贴至两张即消。

【用　法】患痞癖处肌肤定无毫毛，看准以笔圈记，用膏贴之。

【禁　忌】不宜内服。

【说　明】根据国家相关法律法规，已禁止穿山甲入药，可选择蜈蚣、全蝎、地龙及植物药三棱、莪术进行替代。

【来　源】《验方新编》。

◎ 南星膏

【处　方】生天南星（大者）1 枚。

【制　法】将天南星捣烂，滴好醋 5 ～ 7 滴，调和为膏。

【功　效】化痰散结。

【适应证】人皮肌头面上生瘤及结核，大者如拳，小者如栗，或软或硬，不疼不痒。

【用　法】先用针刺破患处令其气透，再取膏适量，贴之，感觉患处痒则频繁贴之，此为起效的表现。

【说　明】本方出自严子礼《济生方》，如无生天南星者，用干者捣研为末，醋调为膏，亦可。方中生天南星有毒。

【来　源】《本草纲目》。此方亦载于《世医得效方》《鲁府禁方》《永类钤方》。

◎ 黑附子外用膏

【处　方】黑附子（生，取皮脐）1 枚。

【制　法】将上述药物捣研为散，取生姜汁调和为膏。

【功　效】温阳通络，利水消肿。

【适应证】脚气腿肿之久不瘥者。

【用　法】取膏适量，涂疮，药干再涂，以肿消为度。

【禁　忌】湿热证不宜使用。

【注　意】方中附子有毒。

【来　源】《本草纲目》。

◎ 黑附子止痒膏

【处　方】黑附子（去皮脐）20g。

【制　法】附子生用捣为末，姜汁调如膏。

【功　效】祛风止痒。

【适应证】香港脚，肿痛久不瘥之症。

【用　法】涂肿，药干再调涂之，以肿消为度。

【禁　忌】热证不宜。

【注　意】方中附子有毒，慎用。

【说　明】原方并无方名，故根据组方药物及功效特点命名为黑附子止痒膏。

【来　源】《古今医统大全》。

◎ 野葛膏

【处　方】野葛、水牛角、乌头、桔梗、茵芋、蜀椒、干姜、巴豆各 8g，升麻、细辛各30g，蛇衔草、防风各45g，雄黄6g，鳖甲15g。

【制　法】将上述药物切碎后用酒浸渍一晚，再用没有沾水猪膏1250g一起合煎，小火煎煮，反复煎熬，不停搅拌，不断浓缩，直至药色变黄，勿使变焦黑，过滤去渣，则膏成。

【功　效】祛风解毒。

【适应证】用于江南风毒，症见先从手脚上开始水肿痹痛，进而到达上颈部、面部，最后转入腹中而不救。

【用　法】取适量，摩病处。

【禁　忌】忌猪肉、冷水、生菜、苋菜、芦笋等。

【注　意】方中乌头、茵芋、巴豆、细辛及雄黄均有毒，不可轻易使用。

【来　源】《外台秘要方》。

◎ 蒲黄散

【处　方】蒲黄250g。

【制　法】将上药研末，水调成膏，瓷器贮存。

【功　效】化瘀消肿。

【适应证】舌肿满口不能言。

【用　法】每次以适量，敷舌上下，再将蓖麻子研碎，纸卷烧烟熏舌，随即消缩。

【禁　忌】本方外用，不宜内服。

【来　源】《普济方》。

◎ 黄连消肿膏

【处　方】麻油、熟猪油各300g，大黄、黄蜡各150g，黄连75g，樟脑 20g，冰片 4g。

【制　法】先将麻油炸黄连、大黄，炸透去渣，下熟猪油、黄蜡，搅匀，离火再下樟脑、冰片（末），再搅成膏。

【功　效】清热解毒，泻火消肿。

【适应证】热毒炽盛，症见皮肤起热疙瘩，瘙痒难忍；或治茧唇，见口唇肿起，皮白皱裂，形如茧壳，溃烂出血。

【用　法】每次用少许，外擦患处。

【禁　忌】证属风寒或肾虚者，不宜使用本方，严禁内服。

【来　源】《清宫配方集成》。

◎ 贴脐膏（出自《普济方》）

【处　方】甘遂（研末）100g。

【制　法】将生面调为糊，摊纸上，掺甘遂末于其上。

【功　效】泻水逐饮，消肿散结。

【适应证】大小便不通。

【用　法】每次以少量涂脐中及脐下硬处。再煎甘草水内服，温服凉服皆可。

【禁　忌】本方外用，严禁内服。

【来　源】《普济方》。

◎ 紫金膏（出自《证治准绳》）

【处　方】芙蓉叶 20g，紫金皮 10g，生地黄 15g。

【制　法】上述药物一起捣烂制成膏状备用。另一法将芙蓉叶、紫金皮打成粉状，调入鸡蛋清，然后将生地黄捣烂放入，调和均匀。

【功　效】清热解毒，散瘀止痛。

【适应证】 跌打损伤所致的红肿热痛。

【用　法】 将膏药调制好后，直接将膏药敷于患处，然后以绷带固定。

【禁　忌】 虚寒证慎用。

【注　意】 外用，禁内服。

【来　源】《证治准绳》。

◎ 地黄膏（出自《世医得效方》）

【处　方】 生地黄 180g，黄连 50g，黄柏、寒水石各 25g。

【制　法】 将生地黄研取自然汁，黄连、黄柏、寒水石研为细末，拌匀，调和如膏状。

【功　效】 清热散瘀。

【适应证】 目被撞打，疼痛不休，瞳仁被惊，昏暗蒙蒙，眼眶停留瘀血；风热赤目、热泪出等眼疾。

【用　法】 取膏适量，外贴患处。

【来　源】《世医得效方》。此方亦载于《普济方》。

◎ 琥珀膏（出自《古今医统大全》）

【处　方】 琥珀、大黄、朴硝各 50g。

【制　法】 上药为末，以大蒜捣膏贴之。

【功　效】 行气消痞，消肿散结。

【适应证】 用于治痞气作块。

【用　法】 外贴患处。

【来　源】《古今医统大全》。此方亦载于《仁斋直指方论》《小儿推拿广意》。

◎ 琥珀膏（出自《万病回春》）

【处　方】琥珀 20g，香油 480g，沉香 12g，松香 960g，乳香、没药、银朱、血竭各 12g。

【制　法】先用香油煎炸沉香，待其浮于油面及油热，即去之，再下松香，置于火上煎煮，不停搅拌，直至煎如琥珀色退火，下乳香、没药、银朱、血竭，搅入膏内，令其混合均匀，埋于地下 7 天退其火毒。

【功　效】祛风燥湿，活血消肿，生肌止痛。

【适应证】用于痈疽发背，诸般肿毒，久年顽疮。

【用　法】取膏适量，摊贴于油纸上，贴患处。

【注　意】方中银朱有毒。

【来　源】《万病回春》。

◎ 琥珀膏（出自《外科正宗》）

【处　方】琥珀 50g，大黄 100g，郁金、南星、白芷各 50g。

【制　法】将上药研为细末，大蒜去壳捣烂，与药末混匀，捣如膏状，入酒 50 ～ 100ml 调和成膏。

【功　效】消肿解毒。

【适应证】用于一切皮色不变、漫肿无头、气血凝滞结成流毒，不论身体上下、年月新久，但未成脓者。

【用　法】取膏适量，遍敷肿上，外用纸盖；如有起疱，先挑去疱中黄水再敷膏。

【禁　忌】不宜内服。

【来　源】《外科正宗》。

◎ 琥珀膏（出自《证治准绳》）

【处　方】琥珀 100g，丁香、木香、垂柳枝各 30g，朱砂、白芷、当归、木鳖子、防风、木通、桂心各 50g，黄丹 70g，松脂 20g，麻油 250g。

【制　法】先将琥珀、朱砂、丁香、桂心、木香打成粉状备用，然后将余药放入麻油中浸泡一昼夜，放入铜锅中慢火煎熬，待到白芷变为焦黄色时滤出药渣，然后放入制备好的粉末搅拌均匀继续煎熬，最后放入余药用柳枝不断搅拌，待到柳枝烟尽，即可收膏。

【功　效】温阳活血，软坚散结。

【适应证】用于颈项部瘰疬，发如梅子，肿结僵硬，逐渐连成珠状，或化脓溃破，脓汁不尽，经久不愈，逐渐形成瘘管。

【用　法】将膏药摊于牛皮纸上，然后敷于患处即可。

【禁　忌】湿热及实热证患者慎用。

【注　意】方中木鳖子有毒，不可内服。

【来　源】《证治准绳》。

◎ 琥珀膏（出自《景岳全书》）

【处　方】琥珀、白芷、防风、当归、木鳖子、木通、丁香、桂心、朱砂、木香各 50g，松香 50g，麻油 700g，铅丹 700g。

【制　法】将香油倒入铜锅中煮沸，上药除琥珀外放入铜锅中一起煎煮，待药变为焦黑色时，过滤去渣，继续加热，入铅丹、琥珀收膏。

【功　效】活血化瘀，消肿散结。

【适应证】用于气血瘀滞所致的颈项部瘰疬，腋下结节逐渐连成珠状，不消不溃，或溃破后脓水不绝，久不收口而成瘘证。

【用　法】取膏适量，均匀涂于牛皮纸上，贴于患处。

【注　意】方中木鳖子、朱砂、铅丹有毒。

【来　源】《景岳全书》。此方亦载于《奇效良方》《外科正宗》《古今医统大全》《女科撮要》。

◎ 甲鱼膏

【处　方】苋菜（洗去泥，不必去根）5000g，活甲鱼 1 个。

【制　法】苋菜切碎煮汤，甲鱼不必切碎，入苋菜汤连骨煮烂如膏，纱布滤去药渣，再将甲鱼膏薄摊晒干，研末。用麻油 400g 熬至滴水成珠，下入甲鱼膏末 200g，搅匀成膏，量患处大小，摊贴。

【功　效】消痞散结。甲鱼膏

【适应证】用于各种痞积。

【用　法】外贴患处。

【注　意】严禁内服。

【说　明】原方并无方名，故根据方药命名为甲鱼膏。

【来　源】《验方新编》。

◎ 三妙膏（出自《验方新编》）

【处　方】松香煎 200g，蓖麻肉 100g，皮硝 25g，麝香 1g。

【制　法】共捣成膏，根据痞大小摊青布上。

【功　效】活血通经，消痞散结。

【适应证】主治胸腹胁肋积聚痞块。

【用　法】外贴患处。

【注　意】不宜内服。

【来　源】《验方新编》。

◎ 三妙膏（出自《丁甘仁先生家传珍方》）

【处　方】紫荆皮、黄柏、独活、白芷、赤芍、石菖蒲、桃仁、大黄、黄芩、雅连、千金子、全当归、红花、桂心、荆芥穗、防风、独活、北细辛、生半夏、麻黄、乌药、浙贝母、天花粉、牛蒡子、黄芪、金银花、牙皂、僵蚕、穿山甲片、柴胡、刺猬皮、白附子、生鳖甲、嫩苦参、全蝎、川草乌、巴豆肉、天麻、高良姜、蓖麻子、怀牛膝、甘草、海风藤、白及片、连翘壳、血余炭、白蔹肉各20g，蛇蜕1条，蜈蚣3条，苏木20g，垂柳枝、桑树枝、槐树枝各65cm，乳香、没药各30g，血竭、雄黄、木香、沉香、檀香、枫香、降香、丁香、藿香各20g，麝香、珠粉、冰片各5g。

【制　法】用麻油75kg，将前50味药浸渍7天，煎枯去渣，取汁入锅内煎熬至滴水成珠，大约净油3kg时，离火，入广丹1.5kg，手持木棍搅拌，再入后14味药及樟冰20g，膏成则纳入清水中浸之，拔去火毒。

【功　效】清热解毒，软坚散结，活血消肿。

【适应证】用于一切痈疽之症，未成者即消，已成者即溃，已溃者即敛。

【用　法】取膏适量，敷患处。

【注　意】方中千金子、北细辛、生半夏、川草乌、巴豆肉、广丹有毒。

【说　明】根据国家相关法律法规，已禁止穿山甲入药，可选择蜈蚣、全蝎、地龙及植物药三棱、莪术进行替代。

【来　源】《丁甘仁先生家传珍方》。

◎ 冶葛膏

【处　方】野葛15g，水牛角、汉防己、莽草、干姜各30g，生乌头、吴茱萸各75g，花椒、丹参、升麻、当归、桔梗各45g，附子75g，闹羊花、白芷各25g。

【制　法】将上述15味药物切碎后加醋浸渍，再与已经煎好的猪膏700g合煎，反复煎熬，不断浓缩，直至膏成，过滤去渣。用酥代替猪膏也可以。

【功　效】祛风除湿解毒。

【适应证】江南风毒，症见先从手脚上开始水肿痹痛，进而到达上颈部、面部，最后转入腹中而不救。

【用　法】取适量，膏摩肿处，敷疮面。

【禁　忌】忌猪肉、冷水。

【注　意】方中莽草、生乌头、闹羊花及附子均有毒。旧方中无白芷、防己、吴茱萸、附子、当归，有巴豆、雄黄、蛇衔草、防风、鳖甲。严禁内服。

【来　源】《外台秘要方》。

◎ 桐油膏

【处　方】桐油250g，松香400g，当归、乳香、没药各50g，阿魏15g。

【制　法】将松香、当归入桐油中熬枯去渣，再下入乳香、没药，搅拌均匀，溶尽后离火，下入阿魏，搅匀，冷凝即成。

【功　效】消痞散结。

【适应证】主治各种痞积。

【用　法】先以煨生姜擦肌肤，再贴此膏，频将热手摩之，或炒热盐在膏外熨之更好。

【注　意】不宜内服。

【说　明】原方并无方名，仅描述为“化痞膏药”，故根据方药命名为桐油膏。

【来　源】《验方新编》。

◎ 化痞膏

【处　方】川乌、草乌、半夏、红牙大戟、芫花、甘草节、甘遂、细辛、姜黄、穿山甲、狼毒、黑牵牛子、威灵仙、巴豆仁、三棱、蓬术、枳壳、白术、水红花子、葱白头、鳖甲、红苋菜、白芍、沙参、丹参、白及、土贝母、藜芦各50g，干蟾4只，麻油2500g，密陀僧400g，黄蜡、阿魏各100g。

【制　法】将上药除后4味外切碎，入麻油中浸7日，慢火熬至药物焦枯，纱布滤去药渣，再将所滤药油加热，熬至滴水成珠，下入密陀僧、黄蜡，不停搅拌，离火，待稍温下入阿魏，收成膏摊用。

【功　效】化痞散结。

【适应证】用于诸般痞块积聚，寒热腹痛，胸膈痰饮。小儿大肚疳积，妇人经水不通、血瘕等症。

【用　法】外贴患处。

【禁　忌】孕妇勿用。

【注　意】方中川乌、草乌有毒。

【说　明】根据国家相关法律法规，已禁止穿山甲入药，可选择蜈蚣、全蝎、地龙及植物药三棱、莪术进行替代。

【来　源】《惠直堂经验方》。

◎ 八反膏

【处　方】鳖头、苋菜、葱、蜜、甘草、甘遂、芫花、海藻、阿魏、鳖甲、水红花子各 50g。

【制　法】将上药捣为细末，入 300ml 烧酒调如膏状为宜。

【功　效】消痞散结，行气活血。

【适应证】用于痞证。

【用　法】水调白面作圈，围痞块四周，将药敷痞块上，用热水袋外熨药上，冷则易之，至以痞块动痛为度。

【禁　忌】不宜内服。

【来　源】《种福堂公选良方》。

◎ 痞块膏（出自《青囊秘传》）

【处　方】大黄、朴硝各 40g。

【制　法】将上述药物捣研为细末，与大蒜一起打成膏。

【功　效】消痞散结。

【适应证】用于痞块。

【用　法】取膏适量，贴患处。

【来　源】《青囊秘传》。

◎ 大人小儿癖块方

【处　方】甘草、甘遂、苋菜各 15g，硇砂 5g，木鳖子（去壳）4 个，鳖肉 50g，葱头 7 个。

【制　法】将上药切碎，入蜜少许，共捣成膏。

【功　效】消痞散结。

【适应证】用于大人小儿各种痞积有块。

【用　法】外贴患处，如药干，用葱汁拌蜜润之。

【禁　忌】不宜内服。

【来　源】《急救广生集》。

◎ 水红花膏（出自《类证治裁》）

【处　方】红蓼子 20g，大黄、芒硝、栀子、石灰各 10g，酒酵 60g。

【制　法】上药除酒酵外一起捣研为细粉，再入酒酵中一起捣烂成膏。

【功　效】清热消肿，活血散结。

【适应证】用于癥瘕、痞块之红肿热痛。

【用　法】取膏适量，摊于布上，贴患处，同时用熨斗在布上熨烫。

【禁　忌】外敷，禁内服。

【来　源】《类证治裁》。

◎ 水红花膏（出自《景岳全书》）

【处　方】水红花或子 500g。

【制　法】将药物放入铜锅中，加入冷水中浸泡 12 小时，水量以高出药面 15cm 为宜，先用武火将药液煮沸，再用文火煎煮，保持微沸，煎煮时应及时搅拌，并去除浮于表面的泡沫，以免药液溢出，煮 2 ～ 5 小时，过滤取出药液。药渣续加冷水再煎，第二次加水量淹没药料即可，如法以煎煮 3 次为度，合并药液，静置沉淀，再用四层纱布过滤 3 次，尽量减少药液中的杂质。将煎出的药液再放在小火上煎煮蒸发浓缩，同时不断搅动药液，防止焦化，逐渐形成稠膏状。

【功　效】清热解毒，活血消积。

【适应证】用于气血瘀滞所致的痞块日久化热。

【用　法】取膏适量，摊于纸上，贴患处；同时用温酒化服膏药，不饮酒者可以温开水化服。

【来　源】《景岳全书》。

◎ 脚气敷膏贴

【处　方】皂角、木鳖子、草乌、南星、肉桂、乳香、没药各 100g。

【制　法】将上药用醋煎熬成膏，或再同大黄、川椒、牡丹皮、吴茱萸、当归、巴豆、白芷各 100g，一并放入 500g 猪油中，小火煎熬，以药色变黄为度，勿令焦黑，过滤。

【功　效】散寒除湿，化瘀消肿。

【适应证】用于脚气。

【用　法】每次用本膏适量，加热后外敷患处，每日 3 ～ 4 次。

【注　意】方中木鳖子、草乌、南星有毒，不可内服。

【说　明】原方中并无本方命名，仅描述为“膏贴法”，故根据适应证及使用方法命名为脚气敷膏贴。

【来　源】《普济方》。

◎ 防己消肿膏

【处　方】汉防己、水牛角屑、川乌头、吴茱萸、升麻、干姜、附子、白芷、当归、桔梗、巴豆、雄黄、蛇衔草、防风、鳖甲各 40g，野葛、莽草、丹参、花椒各 60g，闹羊花 75g。

【制　法】将上药切碎，绵裹，用醋 2000ml，浸泡一夜，再加入猪脂 1800g 中，小火煎熬，候药色变黄，膏即成，滤去渣滓，收于瓷器中，放冷。

【功　效】祛风散寒，除湿止痉。

【适应证】用于脚气风毒，筋脉拘急，肿满疼痛。

【用　法】每次取适量，外摩患处。

【禁　忌】本方外用，不宜内服。

【注　意】方中巴豆、雄黄、莽草有毒。

【来　源】《普济方》。

◎ 狗皮膏（出自《良朋汇集经验神方·卷三》）

【处　方】秦艽、三棱、莪术、蜈蚣、槐枝、阿胶各 50g，当归、大黄、黄连、巴豆、阿魏、芦荟各 30g，穿山甲、全蝎、木鳖子、冰片、乳香、没药各 20g，香油 1500g，铅丹 150g，麝香 10g。

【制　法】先将铅丹、阿魏、芦荟、阿胶、乳香、没药、冰片、麝香捣研为细末备用，香油入铜锅中浸泡余药（春季 5 天，夏季 3 天，秋季 7 天，冬季 10 天），然后先用大火煮沸，再用小火煎煮，保持微沸，煎煮时用槐树枝搅拌，树枝变为炭状、药物变为焦黄色时，滤出药渣，将变为炭状的药渣及槐树枝一起捣研为粉末，与先前制备好的细末一起放入锅中，再煎，直至成稠膏状，搅拌和匀收膏，盛于瓷器中保存，置于水中以退其火毒。

【功　效】活血通经，消瘀散结。

【适应证】痞块、气块，以及身体口内生疳疮等症。

【用　法】取膏适量，摊涂于狗皮上，贴患处，每张可贴 120 天。

【禁　忌】使用时禁生冷、腥膻、硬物 100 天。

【注　意】方中全蝎、木鳖子、巴豆、铅丹有毒。

【说　明】根据国家相关法律法规，已禁止穿山甲入药，可选择蜈蚣、全蝎、地龙及植物药三棱、莪术进行替代。狗皮可用油纸、胶布替代。此膏至第 3 天时会感觉发热，7 天感觉腹内有疼痛感，10 天大便带脓血，均为正常表现，不必惊慌。

【来　源】《良朋汇集经验神方·卷三》。

◎ 绿胆膏

【处　方】香油110g（用麻仁49粒入油，熬枯去麻仁，滤净贴之不疼），松香290g（入葱管煮，以拔7次为度），铜绿75g，大猪胆3个。

【制　法】先将松香入油熔化，再下各药，熬匀，捣千余下，放水中，用手扯拔，愈扯愈绿，收之。

【功　效】拔脓散毒，消肿止痛。

【适应证】鳝拱头（疖疮形似鳝拱头之状者）时发时愈，疔疮已破，以及无名肿毒。

【用　法】每次用适量，外涂患处。

【禁　忌】本方外用，严禁内服。

【来　源】《清宫配方集成》。

◎ 黄连膏（出自《十便良方》）

【处　方】黄连末50g，硫黄、轻粉各1g，松脂100g，腊月猪脂200g。

【制　法】将腊月猪脂加入铜器中小火煎熬，直至其化尽，过滤去渣，下松脂，待其熔化，下黄连等末，同时用柳木棍不停手搅拌，直至膏成，收于瓷器中保存。

【功　效】清热解毒，消肿散瘀。

【适应证】小儿热疮，热肿疼痛。

【用　法】取膏适量，涂于疮上，每日3次。

【禁　忌】晦暗阴疮者禁用。

【注　意】方中硫黄、轻粉有毒。

【来　源】《十便良方》。

◎ 生地黄膏方

【处　方】处方一：生地黄、白蔹、白芷、黄连、升麻、黄芩、大黄各500g。

处方二：生地黄、黄连各200g，大黄150g，黄柏、炙甘草、白蔹、升麻各100g。

处方三：生地黄200g，黄连250g，白蔹、芍药、白及各100g，苦参、升麻各150g，猪脂1000g。

【制　法】上药切碎，与猪脂（处方一加入猪脂750g，处方二与处方三加入猪脂1000g）一起小火煎煮，直至膏成，绞榨过滤去渣。

【功　效】清热解毒，消肿止痛。

【适应证】热疮。

【用　法】取膏适量，敷疮。

【说　明】《刘涓子鬼遗方·卷五·生地黄膏方》中共计三份处方均记载为生地黄膏方，功效及适应证相同，处方及制法各有特色，可按需选择使用。

【来　源】《刘涓子鬼遗方》。

◎ 天麻摩风膏

【处　方】当归、白芷、杏仁、桃仁、藿香、檀香、零陵香、川芎各30g，沉香、木香、白附子、天麻、独活、白及、白蔹各15g，黄芪110g，防风、茅香、白芍、甘草各25g，术通20g，瓜蒌100g，冰片40g，黄蜡1200g。

【制　法】将上药切碎，用清油2200g浸7天，慢火煎至白芷颜色变黄，纱布滤去药渣，再将所滤药油加热，下入黄连搅匀，离火，将冰片研为细末下入，冷凝即成。

【功　效】摩风止痒，消肿定疼。

【适应证】头面唇鼻诸疮，肌肉裂破。

【用　法】每用少许，摩患处。

【禁　忌】不宜内服。

【来　源】《奇效良方》。

◎ 乾坤一气膏

【处　方】当归、白附子、赤芍、白芍、白芷、生地黄、熟地黄、穿山甲、木鳖肉、巴豆仁、蓖麻仁、三棱、莪术、五灵脂、续断、肉桂、玄参各50g，乳香、没药各60g，麝香15g，阿魏100g。

【制　法】将前17味药切碎，浸入麻油2500g中（春季浸3日，夏季浸5日，秋季浸7日，冬季浸10日），入锅内，慢火熬以药枯浮起为度，纱布滤去药渣，称定药油质量，每500g药油下入飞丹600g，频频搅拌，熬至滴水成珠，离火，下入阿魏，再下乳香、没药、麝香，搅拌均匀，冷凝即成。

【功　效】消痞散结，行气活血。

【适应证】此膏专治痞疾，不论新久。又治诸风瘫痪，湿痰流注，各种恶疮，百般怪症。男子夜梦遗精，妇人赤白带下；又男女精塞血冷，久不生育者，皆可贴之。

【用　法】外贴患处。男子遗精，妇人白带，俱贴丹田；诸风瘫痪，贴肾俞穴。

【禁　忌】不宜内服。

【说　明】根据国家相关法律法规，已禁止穿山甲入药，可选择蜈蚣、全蝎、地龙及植物药三棱、莪术进行替代。

【来　源】《外科正宗》。

四、白癜风膏

◎ 摩 风 膏（出自《十便良方》）

【处　方】附子（生用）、天雄（生用）、川乌头（生用）各100g。

【制　法】以上各药细锉，以猪脂1000g煎，令附子色焦黄，去滓，候冷，于瓷盒中盛用。

【功　效】温阳祛风。

【适应证】治白癜风如雪色之症。

【用　法】摩风瘢上，以瘥为度。

【禁　忌】白癜风伴见红肿热痛、皮肤溃烂者忌用。

【注　意】方中附子、天雄、川乌头皆有毒。在切片时，要做好防护，小心不要接触到手或进入口中。

【来　源】《十便良方》。

◎ 摩 风 膏（出自《证治准绳》）

【处　方】附子、川乌、防风各20g，凌霄花、土大黄、露蜂房各100g，猪油500g。

【制　法】先将猪油倒入锅中煮沸，然后将上述药物放入锅煎煮，待锅中药物变为焦黄色时滤去药渣，继续煎煮收膏。

【功　效】温阳散寒，祛风解毒。

【适应证】白癜风。

【用　法】将膏药涂抹于患处即可。

【禁　忌】体质虚弱者慎用。外用，禁内服。

【来　源】《证治准绳》。

◎ 附子膏（出自《外台秘要方》）

【处　方】附子、天雄、乌头各 90g，防风 60g。

【制　法】将上述 4 味药物切碎，与猪膏 600g 反复煎煮，不断浓缩，直至膏成。

【功　效】温阳散寒祛风。

【适应证】白癜风。

【用　法】先服商陆散，再取附子膏适量，敷于白癜风上。

【禁　忌】本方外用，不宜内服。

【注　意】方中附子、天雄及乌头均有毒。

【来　源】《外台秘要方》。此方亦载于《普济方》。

五、其他外伤用膏

◎ 地黄木香膏

【处　方】生地黄 100g，木香 50g。

【制　法】将生地黄捣研如膏，木香研为细末。

【功　效】疗伤止痛。

【适应证】用于打扑伤损，臂臼脱出，以及一切痈肿未破，可令其内消。

【用　法】将生地黄摊纸上，掺木香末一层，又再摊地黄，贴于患处。

【禁　忌】不宜内服。

【来　源】《世医得效方》。

◎ 地黄膏（出自《普济方·卷二百九十三》）

【处　方】猪脂、生地黄各 800g。

【制　法】先将猪脂切碎，再置生地黄于脂中，令二者相互腌渍后合煎，反复煎熬，不断浓缩，直至膏成，过滤去渣。

【功　效】清热解毒，凉血止血。

【适应证】用于鼠瘘，愈后再复发而一直不愈，流脓血不止者。

【用　法】先用桑灰汁将疮洗净，去除腐烂之物，再用地黄膏涂之，每日1次。

【来　源】《普济方·卷二百九十三》。

◎ 皂角膏（出自《证治准绳》）

【处　方】皂角、巴豆、生乌头、吴茱萸、硫黄、腻粉、枯矾、黄蜡各25g，猪油300g。

【制　法】先将猪油倒入锅中煮沸，放入黄蜡融化，然后将上药打成粉状倒入锅中搅拌均匀收膏。

【功　效】解毒杀虫、燥湿止痒。

【适应证】用于疥疮所致的皮肤发热、干痒。

【用　法】将膏药涂抹于患处，每日3次。

【禁　忌】外用，禁内服。

【注　意】方中巴豆、生乌头、腻粉有毒。

【来　源】《证治准绳》。

◎ 皂角膏（出自《仁斋直指方论》）

【处　方】皂角500g，醋400ml。

【制　法】将皂角去皮、弦，捣碎，入醋中煎煮，熬至药液减半，纱布滤去药渣，再将所滤药液浓缩为膏。

【功　效】通经止痛。

【适应证】用于腰脚疼痛。

【用　法】取膏适量，随痛处贴之。

【来　源】《仁斋直指方论》。此方亦载于《奇效良方》《儒门事亲》。

◎ 大风膏

【处　方】轻粉、枯矾各 40g，黄连、大枫子肉、蛇床子各 80g，柏油 240g。

【制　法】将上药研为细末后和匀，入柏油杵百余下，即成膏。

【功　效】杀虫止痒。

【适应证】疮疥。

【用　法】每次取适量，涂于患处。

【禁　忌】不宜内服。

【注　意】方中轻粉、大枫子有毒，不可轻易使用。

【来　源】《保婴撮要》。

◎ 土大黄膏

【处　方】硫黄 400g，生矾 200g，川椒 100g。

【制　法】将上药研为细末，取土大黄根捣汁，与前药末调成膏。

【功　效】杀虫疗癣。

【适应证】干湿顽癣，不论新旧，但皮肤顽厚，患走不定，惟痒不痛者。

【用　法】先将疮洗净，拭干后涂药，每日 3 次。新癣抓损外擦，多年顽癣加醋后擦。

【禁　忌】不宜内服。

【注　意】方中硫黄有毒，不可轻易使用。

【来　源】《外科正宗》。

◎ 猪悬蹄青龙五生膏

【处　方】猪后悬蹄 60g，生梧桐白皮 120g，生桑白皮、龙胆、雄黄各 15g，蛇蜕 20g，生青竹皮 18g，露蜂房 10g，蜀椒 10g，刺猬皮、附子各 12g，生柏皮 20g，杏仁 15g。

【制　法】将上述药物切碎后棉布包裹，用醋浸渍一晚，放到火上烘干后捣研为细末、过筛。然后与猪膏 600g 一起混合，小火慢煎，不断浓缩，直至稠如薄糖，膏成。

【功　效】清热燥湿，补虚疗疮。

【适应证】用于心劳或久病损伤于肺而致肺虚者，合并肠中生痔，名曰“肠痔”，症见肛门边见痔核、疼痛、寒热不调而得之、容易脱出，一段时间后逐渐萎缩而成疮。

【用　法】每次用既可取适量敷疮，也可取 5g，酒送服，每日 1 次。

【注　意】方中雄黄、露蜂房及附子均有毒，不可轻易服用。

【来　源】《外台秘要方》。

第八章 美容养颜类膏方

中医美容是以健康为基础的美容，它是根据健康的标准和美学的标准对人的外形和内在的精神面貌、气质风度等进行综合评价的结果。中医美容的历史可追溯到两千年前,《黄帝内经》是中医药学理论的源头，它也为中医美容学的形成和发展奠定了理论基础。中医美容的各种方法，被无数的人反复运用、筛选，日臻完善。其精华将为现代中医美容及世界美容提供行之有效的天然药物及自然方法。中医美容运用辨证论治的思想，对损美性疾病进行审证求因、审因论治。即使是偏重装饰的外用保健品，如面脂、口脂，也体现了辨证论治的特色。如面部色黑、粗糙等，中医学认为原因之一是风邪外袭，因此在一些润面、增白的化妆品中，配有祛风类药，如防风、白芷等，体现了病因辨证的特点。中医美容的手段各式各样，大致可分为中医药、食膳、针灸、推拿按摩、气功五大类。此外，还有心理、养生等方法，也可以通过服用膏方调整人机体的阴阳平衡，使脏腑安定、经络通畅、气血流通，起到美容养颜、乌须生发的作用。

一、美容膏

◎ 桃 仁 煎（出自《备急千金要方》）

【处　方】桃仁、胡麻、蜜各500g，酥250g，牛乳2500g，地黄汁5000g。

【制　法】将桃仁、胡麻研为细末，与酥、牛乳、地黄汁、蜜拌匀，合煎如饴糖状即成。

【功　效】益气养血，润泽肌肤。

【适应证】用于颜面无泽，肌肤枯燥，形体瘦削等症。

【用　法】每次服1匙，每日3次。

【禁　忌】实证不宜服。

【来　源】《备急千金要方》。

◎ 桃 仁 煎（出自《外台秘要方》）

【处　方】桃仁250g，白酒3000g，蜂蜜500g。

【制　法】将桃仁捣研，务必使其极细及熟烂，再用好酒3000g一起共研3～4遍，如同作麦粥的方法，直至极细，效果最好。取药适量置于小长颈瓷瓶中，令其贮满，用面粉将其整个密封，取蜂蜜加入汤中，不断煎煮，使得瓶口常有汤溢出，但不要没过瓶口，直至膏成。

【功　效】养血活血，补气悦颜。

【适应证】用于妇人产后百病，诸气病。

【用　法】取1汤匙，温酒送服，每日2次。

【来　源】《外台秘要方》。

◎ 地黄羊脂煎

【处　方】生地黄汁200g，生姜汁、羊脂、白蜜各1000g。

【制　法】先将生地黄汁置于铜器中煎煮，直至其减半，再下羊脂，煎煮直至减半，再下生姜汁，再下白蜜，直至煎如饴糖状。

【功　效】养血和胃，扶正去羸。

【适应证】用于产后诸病导致的虚羸消瘦。

【用　法】取膏10g置于200ml酒中，口服，每日3次。

【来　源】《外台秘要方》。此方亦载于《千金翼方》《备急千金要方》。

◎ 夏姬杏仁方

【处　方】杏仁1500g，羊脂2000g。

【制　法】将杏仁捣碎，煎取滤汁，将3遍滤汁混匀浓缩，再放入羊脂中共煎，待至膏状即成。

【功　效】肥白易容，驻颜悦色。

【适应证】用于颜面无泽，形体枯瘦等症。

【用　法】每次服半匙，每日3次。

【禁　忌】实证不宜服。

【来　源】《备急千金要方》。

◎ 养阴荣肤膏

【处　方】生地黄、杭芍、麦冬各150g，天冬100g，紫菀75g，百合、北沙参、茯神、酸枣仁、狗脊各150g，砂仁50g，陈皮40g。

【制　法】共以水煎透去渣，兑炼蜜2000g收膏。

【功　效】养肝荣肤。

【适应证】用于肝血亏虚之夜寐欠实，形体未充，左关稍弦，右寸沉滑。

【用　法】每次用 1 茶匙，白开水送服。

【禁　忌】本方以滋补为主，肝实及脾虚者不宜。

【来　源】《清宫配方集成》。

◎ 茯苓膏（出自《普济方》）

【处　方】猪蹄（刮去黑皮，切作细片）2 具，白粱米 600g，茯苓、商陆各 200g，葳蕤 40g，白芷、藁本、杏仁各 110g。

【制　法】共以水熬透，去渣再熬浓汁，再加入甘松、零陵香末各 40g，搅拌至如膏状，瓷器贮存。

【功　效】美白养颜，润肤祛斑。

【适应证】用于面暗，手皴，面部疱疹。

【用　法】每夜取适量，外涂手面。

【禁　忌】本方外用，不宜内服。

【注　意】方中商陆有毒，慎用。

【来　源】《普济方》。

◎ 九仙薯蓣煎

【处　方】山药、杏仁各 100g，生牛乳 300g。

【制　法】将杏仁捣烂如泥，入牛乳绞取汁，再取山药相合，入瓷器内，隔水煮 1 日即成。

【功　效】补益气血，健身润肤。

【适应证】治腰脚疼痛，腹内一切冷病。服之令人肥白，颜色悦泽，身体轻健，骨髓坚牢，行及奔马，久服可通仙矣。

【用　法】每日空腹以温酒调 1 匙服之。

【来　源】《奇效良方》。

二、乌须生发膏

◎ 胡麻膏

【处　方】胡麻油 1000ml，腊月猪脂 1000ml，乌鸡脂 100ml，丁香、甘松脂各 60g，零陵香、川芎、竹叶、细辛、川椒、苜蓿香、莽草各 75g，泽兰、大麻仁、桑白皮、辛夷、桑寄生、蔓荆子各 40g，防风、杏仁、柏叶各 110g。

【制　法】将上药除腊月猪脂、乌鸡脂外切碎，用米醋浸一夜，过滤后取出诸药放入乌鸡脂、腊月猪油中慢火煎熬，以猪脂色焦黄为度，滤去渣滓，瓷器收盛。

【功　效】乌须生发，补肾祛风。

【适应证】用于脱发，须发早白。

【用　法】先洗净头发，再以该膏适量，涂抹患处，每日 2 次。

【注　意】本方外用，不宜内服。

【来　源】《普济方》。

◎ 三清膏

【处　方】生胡桃皮、生酸石榴子、生柿子皮、丁香各 25g。

【制　法】上药晒干，同为细末，用牛乳 100ml 和匀为膏。

【功　效】黑髭发。

【适应证】发白。

【用　法】将白发一条扯紧，点此药于上，至两头皆黑者是药中也。

【说　明】原文中此方的制作方法有点特殊，需将做好的膏方盛于锡瓶或瓷瓶中，埋于马粪数日，因不符合卫生要求，已将此部分内容删除。

【来　源】《古今医统大全》。此方亦载于《瑞竹堂经验方》。

第九章 五官类膏方

五官，中医学又称之为五窍，即眼、耳、鼻、口、舌等五种器官，分属于五脏，为五脏之外窍。《灵枢·五阅五使》曰："鼻者，肺之官也；目者，肝之官也；口唇者，脾之官也；舌者，心之官也；耳者，肾之官也。"因此，五窍的生理功能受脏腑气血的影响。《灵枢·脉度》曰："五脏不和，则七窍不通。"如口舌生疮，口为脾窍，舌为心窍，口舌与心、脾两脏密切相关。此外，足阳明胃经挟口环唇，手阳明大肠经交人中，手少阴心经布舌上，足太阴脾经过舌下，唇舌诸处与心、脾、胃、大肠诸经均有一定联系，故口舌生疮诸证，并非口舌局部病变。据医古文献记载，口舌生疮又称口破、口疳、口疡，发生在舌的称舌疡，类似于现代医学的口腔溃疡。口舌生疮属于火，但有实火与虚火的区别，如因烟酒不节，多食肥甘厚味，留滞生热，或外感风热、湿热之邪，入里化火，或情志郁结，久而化火，多属实火；素体阴虚，热病伤阴，或睡眠不足，长期疲劳而致人身体衰弱而生火，多属于虚火。

外邪侵袭也可致五官病变，如口眼㖞斜，是指口眼向一侧歪斜的疾病状态，类似于现代医学所述面神经炎、周围性面神经麻痹，中医学又称之为口僻、㖞僻、卒口僻等。本病的发生既与内因有关，又与外因有关，常见的外因为感受外邪。多因平素体弱或劳后汗出，正气不足，脉络空虚，卫外不固，虚邪入客，邪气滞留经络，气血运行失调，经筋失养，筋肌纵缓不收而发病。在内多由脏腑虚弱，经络气血不足，面部经筋失养所致；在外多由感受风寒、风热等外邪，或因素体阳盛，外邪入里化热，内热炽盛热郁经络，发为本病。

膏方可通过调治气血脏腑功能防治五官疾病，尤其在治疗口舌生疮、口眼㖞斜、目赤肿痛等方面发挥着重要作用。

一、口舌生疮内服膏

◎ 琥珀牛角膏

【处　方】琥珀、水牛角各5g，人参、酸枣仁、茯神、辰砂各10g，冰片1g。

【制　法】将上药研为细末，研匀，加入炼蜜50ml和为膏。

【功　效】疗疮杀菌。

【适应证】用于治咽喉、口舌生疮。

【用　法】每次服一弹子大，以麦冬去心，浓煎汤化下。

【禁　忌】不宜过多服用。

【说　明】犀角已从《中国药典》中删除，原方名为琥珀犀角膏，本方采用水牛角替代犀角，故更名为琥珀牛角膏。

【来　源】《奇效良方》。此方亦载于《普济方》。

◎ 薄荷煎

【处　方】薄荷180g，缩砂10g，川芎10g，冰片2g，甘草12g。

【制　法】上药为细末，和匀，炼蜜为膏。

【功　效】清热泻火，化痰消肿。

【适应证】用于治口舌生疮，痰涎壅塞，咽喉肿痛。

【用　法】揉搓为丸，不拘时任意嚼咽。

【禁　忌】阴虚火旺者勿用。

【来　源】《奇效良方》。此方亦载于《太平惠民和剂局方》，其处方为本方去冰片，增加桔梗。

◎ 碧雪膏（出自《万病回春》）

【处　方】碧雪、芒硝、马牙硝、朴硝各600g，青黛、石膏、寒水石、滑石各220g。

【制　法】将上述药物捣研为细末，用甘草600g煎汤，均匀调和诸药（青黛除外），再置于火上煎熬，用柳木棍不停搅拌，使其混合均匀，入青黛后继续搅拌使其混合均匀为膏状。

【功　效】清热解毒，消肿止痛。

【适应证】用于治一切积热，口舌生疮，心烦喉闭，燥渴肿痛。

【用　法】将膏倾倒于盆内，待其冷结成块，捣研为细末，取少量，含化；若是喉闭者，取少量，吹入喉中。

【来　源】《万病回春》。

◎ 碧雪膏（出自《济世全书》）

【处　方】芒硝、朴硝、硝石、马牙硝、石膏、寒水石、青黛各200g，甘草汤2000g。

【制　法】先将诸药加入甘草汤中再煎，同时用大柳棍不停搅拌，使得各硝溶入青黛等药物中，离火，沙盆内盛。

【功　效】清热泻火，解毒疗疮。

【适应证】用于治一切积热，口舌生疮，心烦喉闭。

【用　法】待膏凝结成霜，捣研为细末，取少许，含化咽津。

【说　明】有一方中加硼砂。

【来　源】《济世全书》。

◎ 神灵膏

【处　方】绿豆粉200g，川黄连50g，麝香、冰片各25g，白蜜200g。

【制　法】上药一起放入研钵中捣烂为膏，装入瓷瓶中备用。

【功 效】清热解毒。

【适应证】用于热毒所致的口舌生疮、瘙疮、眼疮。

【用 法】点眼用凉水化开；瘙疮，以温水化开涂于患处；口疮，含漱咽下。

【禁忌证】虚寒证慎用。

【来 源】《良朋汇集经验神方》。

◎ 升麻泄热煎

【处 方】升麻、射干各 150g，黄柏、生芦根、蔷薇根白皮各 125g，大青叶 150g，苦竹叶、生玄参汁、生地黄汁各 250g，赤蜜 400g。

【制 法】将上述药物（生玄参汁、生地黄汁及赤蜜除外）切碎，加水同煎，直至减为 1/4，过滤去渣，下生玄参汁、生地黄汁及赤蜜，再煎，直至膏成。

【功 效】清热疗疮。

【适应证】用于治舌生疮，症见舌裂破溃，唇红而干裂。

【用 法】取适量摊放在棉布上，贴舌，慢慢咽汁，直至痊愈。

【来 源】《外台秘要方》。

◎ 治疗舌上疮膏

【处 方】猪膏 500g，蜜 400g，甘草 50g。

【制 法】将上述 3 味药物混合均匀后合煎，直至膏成。

【功 效】解毒疗疮。

【适应证】用于舌上生疮。

【用 法】取 5g，含化，每日 3 次，直至痊愈。

【来 源】《外台秘要方》。

◎ 龙胆煎

【处　方】龙胆、黄连、升麻、槐白皮、大黄各 40g，蔷薇根、竹叶各 80g。

【制　法】将上药切碎，水煎后滤取药液，入蜜 240g，慢火煎成膏。

【功　效】清热泻火，解毒敛疮。

【适应证】用于治热病，口疮发渴，疼痛不可忍。

【用　法】取适量涂于疮上，有涎吐之。

【禁　忌】阴虚火旺者勿用。

【来　源】《奇效良方》。

◎ 水浆不得入膏

【处　方】当归、射干、升麻各 50g，附子 25g，白蜜 200g。

【制　法】将前 4 味药切碎，入猪油中先煎，待附子色黄，用纱布滤取药汁，再放入白蜜，搅拌均匀，再浓缩，冷凝即膏成。

【功　效】清热利咽。

【适应证】用于口舌生疮，口干咽烂等症。

【用　法】取如杏仁大药膏含于口中，融尽则吞之。每日 4 ～ 5 次。

【禁　忌】阴虚证不宜使用。

【来　源】《备急千金要方》。此方亦载于《千金翼方》。

◎ 口燥膏

【处　方】猪膏、白蜜各 500g，黄连 50g。

【制　法】将黄连切碎，合猪膏、白蜜共煎，令水气尽，纱布滤去汁即成。

【功　效】生津润燥，清热泻火。

【适应证】用于口舌生疮，咽喉肿痛，口舌干燥，口干欲冷饮等。

【用　法】每次取半枣大，含服。白天 4 次，晚上 2 次。

【禁　忌】阴虚证不宜使用。

【来　源】《备急千金要方》。此方亦载于《千金翼方》《普济方》。

◎ 升麻煎

【处　方】升麻、玄参、蔷薇根白皮、射干各 400g，大青叶、黄柏各 300g，蜜 1000g。

【制　法】将前 6 味药切碎，水浸一夜后煎煮滤汁，如此 3 遍，再将药汁混匀后浓缩，最后兑入蜜收膏。

【功　效】清热解毒，利尿通淋。

【适应证】用于口舌生疮，咽喉肿痛，口渴面赤，意欲冷饮，小便赤热等症。

【用　法】每次服 1 匙，每日 3 次。

【禁　忌】阴虚证不宜使用。

【来　源】《备急千金要方》。此方亦载于《奇效良方》。

◎ 泻胃热汤方

【处　方】栀子仁、射干、升麻、茯苓各 200g，芍药 400g，白术 500g，生地黄汁、赤蜜各 1000g。

【制　法】将前 6 味药切碎，水煮滤汁，水煎 3 遍，将滤汁混匀后浓缩，再兑入生地黄汁、赤蜜熬炼如膏状。

【功　效】清泻胃热。

【适应证】用于唇舌颊腮肿痛，牙龈肿痛溃烂，口气热臭，口干舌燥等症。

【用　法】每次服 2 匙，每日 3 次。

【来　源】《备急千金要方》。

◎ 萍草丸

【处　方】浮萍草、升麻、黄柏各 40g，生甘草 60g。

【制　法】将上药切碎和匀，用猪脂 600g，煎至 300g，滤去渣滓，膏即成。

【功　效】解毒消疮，清心透热。

【适应证】口生疮，久不瘥。

【用　法】每次服半匙，含化咽津。

【来　源】《普济方》。

◎ 生地黄膏（出自《仁斋直指方论》）

【处　方】生地黄、蓝青叶各 500g。

【制　法】将上药切为细末，水煎后滤取汁，如此 3 遍，将所滤汁液混匀后浓缩，下入蜂蜜 500g 收膏。

【功　效】清热解毒，凉血消肿。

【适应证】治口舌疮肿。

【用　法】每次服 1 匙。

【禁　忌】阴虚火旺者勿服。

【来　源】《仁斋直指方论》。此方亦载于《古今医统大全》。

◎ 地黄膏（出自《证治准绳》）

【处　方】郁金、豆粉各 50g，炙甘草 10g，马牙硝 1g，生地黄汁

200g，蜂蜜 200g。

【制　法】先用皂荚水 400ml 将郁金煮透，然后焙干与豆粉、炙甘草、马牙硝一起打成粉状备用。再将生地黄汁与蜂蜜一起放入锅中煎煮浓缩，并撒入制备好的药粉，搅拌均匀收膏。

【功　效】清热解毒，清心凉血。

【适应证】小儿胎热所致的重舌。

【用　法】以香熟水含化服用，或以鹅毛扫入口内。

【禁　忌】脾虚便溏及虚寒证患者慎用。

【说　明】“香熟水”又称“熟水”，一般是以单一香料（香药、香花、香草、香叶等）制作而成。

【来　源】《证治准绳》。

◎ 地黄膏（出自《普济方·卷六十九》）

【处　方】生地黄汁、胡桐泪、白矾各 100g，麝香 1g。

【制　法】将上药后 3 味研为极细粉末，同生地黄汁搅拌均匀，放入锅中，煎熬浓缩成膏。

【功　效】消肿排脓，祛风止痛。

【适应证】用于治骨槽风痛，龈肿齿宣露，齿根挺出，时流脓血不止。

【用　法】每次饭后，用本膏少许，外涂患处，有津即咽。

【来　源】《普济方·卷六十九》。

二、口舌疮外用膏

◎ 紫金膏（出自《普济方·卷二百九十九》）

【处　方】胆矾 15g，乳糖 160g。

【制　法】将上药加水一碗半（300ml），煎熬浓缩成膏状。

【功　效】解毒疗疮，化痰止痛。

【适应证】用于口疮，连年累月不效，痰涎满口，饮食不快。

【用　法】每用筷子挑2～3滴，点痛处疮口内，停待片刻，吐出热咽涎，痛即止。

【来　源】《普济方·卷二百九十九》。

◎ 百草霜膏

【处　方】百草霜，适量。

【制　法】用百草霜研，细醋调成膏。

【功　效】清热解毒。

【适应证】用于热毒壅滞之舌肿。

【用　法】于舌上下敷之，以针刺出血汁。

【禁　忌】舌体溃烂、流脓者。

【来　源】《十便良方》。

◎ 黄丹膏

【处　方】黄丹20g，蜜50g。

【制　法】将上药熔化后，搅拌均匀，膏即成。

【功　效】解毒疗疮，养阴生津。

【适应证】口疮。

【用　法】每次用少许，涂于疮口。

【来　源】《普济方》。

◎ 川乌散

【处　方】川乌、吴茱萸各40g。

【制　法】将上药研末，用醋调成膏。

【功　效】引火归元。

【适应证】小儿口疮咽痛。

【用　法】每用适量，涂于手足心，外用不透气薄膜覆盖。

【禁　忌】本方外用，严禁内服。

【注　意】方中草乌有毒。

【来　源】《普济方》。

◎ 神圣膏

【处　方】吴茱萸（研末）40g，地龙（末）20g。

【制　法】将吴茱萸用醋煎熬成膏，入地龙末20g，搅拌均匀，即成。

【功　效】清上温下，引火归元。

【适应证】下冷口疮及咽喉痛，初生小儿亦可用。

【用　法】睡前，先用葱椒汤洗脚，擦干后，取本膏涂于两足心，外用不透气薄膜覆盖。次日症必减轻，未减再涂。

【来　源】《普济方》。

◎ 附子膏（出自《串雅外编》）

【处　方】附子500g。

【制　法】附子研末，米醋调成膏。

【功　效】引热下行。

【适应证】治口疮。

【用　法】贴涌泉穴上，然后用六味汤大剂与之，火不再发。

【说　明】原书中没有方名，故根据该方的方药命名为附子膏。

【来　源】《串雅外编》。

◎ 吴茱萸膏

【处　方】吴茱萸 500g。

【制　法】粉碎成末醋调。

【功　效】引热下行。

【适应证】治口疮，兼治厥逆之证。

【用　法】贴两足心，过夜即愈，盖引热下行也。

【说　明】原书中没有方名，故根据该方方药命名为吴茱萸膏。

【来　源】《串雅内编》。此方亦载于《串雅外编》。

◎ 黄连膏（出自《普济方·卷二百九十九》）

【处　方】黄连、升麻、槐白皮、大青叶、竹叶各 40g。

【制　法】共以水熬透，去渣再熬浓汁，兑蜜 100g、冰片为膏。

【功　效】清心解毒，养阴生津。

【适应证】久患口疮。

【用　法】每用少许，涂于疮上，每日 3 次。

【来　源】《普济方·卷二百九十九》。

◎ 贴脐膏（出自《古今医统大全》）

【处　方】吴茱萸（醋炒）、干姜（炮）、木鳖子（去壳）各 25g。

【制　法】上药为细末，每用 3g。

【功　效】引火归元。

【适应证】治元气虚浮、阳气上攻、口舌生疮不已之症。

【用　法】用冷水调为膏状，以纸靥贴脐。

【来　源】《古今医统大全》。

◎ 蔷薇膏（出自《普济方·卷二百九十九》）

【处　方】蔷薇根、郁李根、水杨皮、牛蒡子根、苍耳子各 600g，露蜂房、生地黄、升麻、当归各 40g，地骨皮、白芷、石胆（研）各 20g，熟铜粉（研）、麝香各 0.5g。

【制　法】将前 6 味切细，以水 20L，煎至 5L，入地黄、升麻、当归、地骨皮、白芷再煎至 2L，去渣，小火煎熬成膏，乘热下后 3 味研药，搅拌均匀，膏即成，瓷器收盛。

【功　效】解毒疗疮，疏风透热。

【适应证】口疮多年不瘥，风热上攻。

【用　法】每次含如弹丸大，口水勿咽下。

【来　源】《普济方·卷二百九十九》。

◎ 杏粉膏

【处　方】杏仁 10 粒，轻粉 1g。

【制　法】将杏仁捣研如膏状，入轻粉拌匀。

【功　效】蚀疮生肌。

【适应证】治口疮，以凉药敷之不愈者。

【用　法】睡觉前敷疮上，少顷即吐之，勿咽。

【禁　忌】不宜多服用。

【注　意】轻粉有毒。

【来　源】《世医得效方》。

◎ 塌气膏（出自《普济方》）

【处　方】吴茱萸、桂、附子、花椒、干姜、地龙各10g。

【制　法】将上药共研为末，用姜汁调成膏状。

【功　效】温经散寒，引火归元。

【适应证】下冷上热之人，跣足履地，口舌生疮及眼痛日久不愈，服凉药越甚。

【用　法】每用少量贴手足心，外用不透气薄膜覆盖。

【禁　忌】本方外用，不宜内服。

【来　源】《普济方》。

三、外用眼膏

◎ 黄连膏煎

【处　方】黄连、蕤仁各100g，硇砂5g。

【制　法】将上药混合后研细，加入少许乳汁，研如膏状，遍涂茶碗中。再挖一小坑，放入一小鸡子大艾绒点燃，再将该药茶碗紧覆其上，勿令烟出。待燃尽时，再将药取出，又加入乳汁，研成膏状，即成。

【功　效】清肝明目，消肿止痛。

【适应证】眼肿涩痛，经久不愈。

【用　法】每以铜箸取如绿豆大，点眼眦上。

【禁　忌】本方外用，不宜内服。

【来　源】《普济方》。

◎ 黄连膏（出自《普济方·卷七十四·眼目门·暴赤眼》）

【处　方】处方一：黄连、轻粉各20g，蕤仁10g。

处方二：黄连 200g，冰片 5g。

【制　法】处方一制法：先将蕤仁研烂如膏，加入黄连、轻粉再研，再用新绵包裹，放入新汲水中，过滤取汁。

处方二制法：将黄连去须为末，以水煎透，去渣再熬浓汁，少兑炼蜜为膏。再兑入冰片，膏成装入罐内，油单纸封紧，沉于井底着泥处，浸一夜后取出。

【功　效】清热解毒，消肿止痛。

【适应证】暴赤眼痛。

【用　法】每用铜箸蘸取少许点眼。

【说　明】《普济方·卷七十四·眼目门·暴赤眼》中共计两份处方均记载为黄连方，功效及适应证相同，处方及制法各有特色，可按需选择使用。

【禁　忌】本方外用，不宜内服。

【来　源】《普济方·卷七十四·眼目门·暴赤眼》。

◎ 黄连膏（出自《普济方·卷七十七》）

【处　方】黄连、蕤仁、细辛各 40g，川升麻、黄柏、石胆各 20g。

【制　法】将上药除石胆外切碎后以水煎透，去渣再熬浓汁，兑入白蜜 150g 收膏，最后加入石胆搅拌均匀。

【功　效】清热散火，通经明目。

【适应证】适应于眼赤涩，疼痛不能睁开及白睛现瘀络。

【用　法】每用铜箸蘸取少许点眼。

【禁　忌】本方外用，不宜内服。

【来　源】《普济方·卷七十七》。

◎ 黄连膏（出自《普济方·卷八十二》）

【处　方】黄连、黄柏、升麻、冰片、蜜、蕤仁各 40g，细辛 1g，石胆末 2g。

【制　法】将上药除冰片、石胆外以水煎透，去渣，如此2遍，再熬浓汁，兑炼蜜收膏，最后加入石胆、冰片搅匀，瓷器密封收盛。

【功　效】祛风清热，蚀胬止痛。

【适应证】风热乘眼，胬肉疼痛。

【用　法】每用铜箸蘸取黍米大点眼。

【禁　忌】本方外用，不宜内服。

【来　源】《普济方·卷八十二》。

◎ 黄连膏（出自《普济方·卷八十五·眼目门·目眵》）

【处　方】黄连 15g，蕤仁 15g，干姜 5g，轻粉 5g。

【制　法】将上药除轻粉外，用牛乳 600ml 浸一夜，次晨小火煎至 200ml，去滓取清汁，入轻粉搅匀。

【功　效】清肝降火，疏风散热。

【适应证】目赤眵多。

【用　法】每用铜箸蘸取黍米许点于内眦上，每日 3 次。

【禁　忌】本方外用，不宜内服。

【来　源】《普济方·卷八十五·眼目门·目眵》。

◎ 黄连膏（出自《普济方·卷八十五·眼目门·目眵》）

【处　方】黄连 50g，蕤仁、决明子、秦皮各 25g。

【制　法】将上药切碎，水浸后煎煮，纱布滤去药渣，如此 3 遍，再将所滤药液加热浓缩，再用纱布滤过即成。

【功　效】清肝降火，疏风明目。

【适应证】视物不明。

【用　法】每用铜箸蘸取少许点眼。

【禁　忌】本方外用，不宜内服。

【来　源】《普济方·卷八十五·眼目门·目睆》。

◎ 黄连膏（出自《普济方·卷八十六》）

【处　方】黄连500g，蕤仁15g，杏仁70个，龙胆100g，木贼35g。

【制　法】将上药用水10L浸泡（春秋3日，夏2日，冬5日），熬至0.5L，倒入碗内，去滓；再用水7L，熬至小半，取出，过滤；再浓缩至0.5L，倒入碗内；最后将碗中药汁，隔水煮成膏子，瓷器收盛。

【功　效】清肝降火，养肝明目。

【适应证】一切眼疾。

【用　法】每用米粒大，水一滴化开，用钗头蘸取点眼，重复3～5遍，口内觉苦，立效。

【禁　忌】本方外用，不宜内服。

【来　源】《普济方·卷八十六》。

◎ 黄连膏（出自《育婴家秘》）

【处　方】黄连400g，苦参200g，秦皮100g，杏仁25g。

【制　法】若在冬季制膏，取雪水1000ml，煎成500ml，置于干净的瓷器内；又加水再煎，取250ml放前汁内；又用水250ml，煎取100ml，用干净瓷器盛之；与前所得汁混合一处，小火慢熬，待煎熬至200ml时，入马牙硝25g，一起煎煮至100ml，盛起用纸盖定。再将炉甘石100g、硼砂25g、乳香5g、没药5g、胆矾15g、海螵蛸10g，捣研为细末后加入膏中，收起，摊冷待其自然干燥。

【功　效】清热解毒，祛湿明目。

【适应证】小儿目病。

【用　法】取适量，用乳汁磨，点眼。

【来　源】《育婴家秘》。

◎ 黄连膏（出自《证治准绳·类方·第七册》）

【处　方】黄连 80g，杏仁、菊花、栀子、黄芩、黄柏、龙胆、防风、当归、赤芍、生地黄各 10g，铅丹 30g，冰片 5g。

【制　法】除铅丹、冰片外，余药放入铜锅中煎煮 3 遍，滤除药渣再放在锅内继续熬制成膏状，然后撒入铅丹、冰片搅拌均匀收膏。

【功　效】疏风清热，养血活血。

【适应证】目中赤热如火。

【用　法】用热水将膏药泡开，然后以鹅毛蘸药水点眼。

【禁　忌】虚寒者慎用。

【来　源】《证治准绳·类方·第七册》。

◎ 黄连膏（出自《世医得效方》）

【处　方】朴硝 500g，白丁香 250g，黄连 125g。

【制　法】将朴硝、白丁香入水中煎煮，滤取药渣阴干，纸袋盛，风中悬至风化。将黄连研为细末，熬取汁，将汁液阴干。再将两者混匀，稍用猪胆、羊胆、蜜和入，调如膏状。

【功　效】清热祛风，蚀翳除障。

【适应证】治攀睛翳肉，风痒泪落不止。

【用　法】外用点眼。

【禁　忌】不宜内服。

【来　源】《世医得效方》。

◎ 黄连膏（出自《瑞竹堂经验方》）

【处　方】黄连 500g，蕤仁 15g，杏仁 70 个，木贼 35g，龙胆草 100g。

【制　法】用水 4000ml 浸上药 1 ～ 2 小时，入锅内，熬至 500ml，再用水 2800ml，熬至 250ml，滤出；再用水 2500ml，熬至不到 200ml，取出；用重绢滤过，倾于碗内，重汤煮为膏子，盛于瓷器内。

【功　效】清热凉血，明目退翳。

【适应证】一切眼疾。

【用　法】外用点眼，每用米粒大，于盏内用水一滴浓化开点之 3 ～ 5 遍，口内觉苦立效。

【禁　忌】禁内服。

【来　源】《瑞竹堂经验方》。

◎ 紫金膏（出自《目经大成》）

【处　方】蜂蜜 500g，羊胆 2 个，黄连 25g，黄丹 30g，蕤仁霜 15g，冰片 5g，乳粉 10g。

【制　法】将黄连切碎，水浸后煎煮，纱布滤去药渣，如此 3 遍，再将所滤药液加热浓缩，下入羊胆，合煎略稠，下黄丹、蕤仁霜，不住手搅成膏，下入蜂蜜，稍煎后退火略冷，入冰片、入乳粉搅拌均匀即成。

【功　效】清热泻火，养阴明目。

【适应证】目赤。

【用　法】取适量，点眼。

【禁　忌】寒证不宜。

【来　源】《目经大成》。

◎ 紫金膏（出自《普济方·卷七十一》）

【处　方】铜青、硇砂、硼砂、羚羊角、雄黄、青盐、琥珀、明矾各38g，当门子、冰片、胆矾、深中青各34g，玄精石、黄连、乳香、水银各2.5g，小丁香、炉甘石各500g，石燕子100g，金星石、海螵蛸各85g，黄丹40g，银星石48g，轻粉5g，砂糖1500g，水3000g。

【制　法】先用水煎蜜至沸，去沫，入黄丹，急用柳木梳搅匀，熬2～3沸，依次下炉甘石、乳香、硇砂、雄黄、小丁香、轻粉、冰片，并不停搅拌，再用文武火各熬2～3沸，以粘手为度，膏即成，瓷器收盛。

【功　效】疏风清热，消肿止痛。

【适应证】眼目赤肿。

【用　法】每用鸡头大，沸汤化开，浸汤半盏，乘热温洗。

【说　明】方中羚羊角取材于国家保护动物，现大多根据其功效改用为水牛角，但用量需大方可取效。

【禁　忌】本方外用，不宜内服。

【来　源】《普济方·卷七十一》。

◎ 紫金膏（出自《普济方·卷八十》）

【处　方】炉甘石（好者，用火煅酥，研细、无声，将黄连、当归身浓煎汤，滤净，飞淘去沙石，焙干粗者再研再淘）50g，黄丹50g，乳香、硇砂、雄黄、没药、丁香、当归、轻粉、麝香各5g，樟脑15g，蜜200g。

【制　法】先煎蜜至沸，入黄丹，用柳枝搅匀，熬2～3沸，再搅匀，依次下乳香、硇砂、雄黄、白丁香、没药、当归、轻粉、樟脑、麝香，再煎

2～3沸，急用柳枝不住手搅匀，以不粘手为度，膏即成。

【功　效】清热养肝，明目退翳。

【适应证】男子妇人目疾，远年近日翳膜遮障，攀睛胬肉，拳毛倒睫，黑花烂眩，羞明冷泪及赤眼肿痛。

【用　法】每用鸡头大1块，沸汤化开，乘饭后熏洗眼。

【禁　忌】本方外用，不宜内服。

【来　源】《普济方·卷八十》。

◎ 塌气膏（出自《十便良方》）

【处　方】吴茱萸、肉桂、附子、椒子、干姜、地龙、生姜各1g。

【制　法】上药为末，姜汁5ml调成膏。

【功　效】引火归元。

【适应证】下冷上热之跣足履地、口舌生疮，以及眼痛日久不愈。

【用　法】摊如掌大，贴足心，踏火桶子。

【禁　忌】实热壅盛者慎用。

【注　意】附子、吴茱萸皆有毒。

【来　源】《十便良方》。

◎ 地黄膏（出自《证治准绳》）

【处　方】大黄、黄芩、黄连、黄柏、赤芍、当归、绿豆粉、薄荷、芙蓉叶各20g，生地黄汁300g，鸡蛋清、白蜜各100g。

【制　法】将上述药物前9味捣研为细末备用，再放入生地黄汁、鸡蛋清、白蜜一起调和成膏。

【功　效】清热解毒，活血止痛。

【适应证】跌打损伤等伤眼导致的眼睛肿胀。

【用　法】取膏药敷于两侧太阳穴及眼胞。

【禁　忌】外用，禁内服。

【来　源】《证治准绳》。

◎ 地黄膏（出自《世医得效方》）

【处　方】生地黄 50g，大黄 20g。

【制　法】将生地黄洗净、捣碎，大黄研为细末，两者混匀如膏状。

【功　效】清热泻火，凉血止血。

【适应证】血灌瞳仁，生障膜。

【用　法】纱布裹取，仰卧，将药搭在眼上。

【来　源】《世医得效方》。

◎ 地黄膏（出自《普济方·卷七十三》）

【处　方】生地黄（肥者）200g。

【制　法】将上药洗净研细，绢帛包之。

【功　效】清热凉血，消肿止痛。

【适应证】双目赤肿疼痛。

【用　法】令患者仰卧，将药搭在眼上，初似碍而痛，少顷清凉。

【禁　忌】本方外用，不宜内服。

【来　源】《普济方·卷七十三》。

◎ 春雪膏（出自《景岳全书》）

【处　方】朴硝、豆腐各 200g。

【制　法】将朴硝置于豆腐上，放入铜锅内蒸，然后用玻璃瓶盛朴硝融化后的膏液即可。

【功　效】清热解毒，消肿止痛。

【适应证】热毒壅盛所致的目赤肿痛。

【用　法】以汁液点眦，使用时须睁开眼睛，待药液与泪水一起流出即可。

【禁　忌】外用药，禁内服。

【来　源】《景岳全书》。

◎ 春雪膏（出自《普济方·卷七十三》）

【处　方】南硼砂 10g，蕤仁 10g，樟脑 2.5g。

【制　法】将上药研细烂，用乳汁 15ml 调成膏状，即成。

【功　效】清热消肿，明目退翳。

【适应证】双目赤肿疼痛，目生翳膜。

【用　法】每次用铜箸蘸取少许，点于内眦。

【禁　忌】本方外用，不宜内服。

【来　源】《普济方·卷七十三》。

◎ 春雪膏（出自《普济方·卷七十五》）

【处　方】蕤仁 10g，樟脑 5g，杏仁 14 个，朴硝、硼砂各 2.5g。

【制　法】先将蕤仁、杏仁研细，再入诸药，研匀成膏。

【功　效】清热解毒，明目退翳。

【适应证】风毒气攻眼目，翳膜遮障，隐涩难开，或发肿痛，攀睛胬肉。

【用　法】每次用铜箸蘸取一粟米许点眼。

【禁　忌】本方外用，不宜内服。

【来　源】《普济方·卷七十五》。

◎ 春雪膏（出自《奇效良方》）

【处　方】冰片 12.5g，蕤仁（去皮壳，细研，去油）100g。

【制　法】取蜜 30g，将冰片、蕤仁同研匀，如膏状。

【功　效】散风祛热，凉血消肿。

【适应证】治肝经不足，内受风热，上攻眼目，昏暗痒痛，隐涩难开，以及多眵赤肿，怕日羞明，不能远视，迎风流泪，多见黑花。

【用　法】每次取适量，点于眼角。

【禁　忌】不宜内服。

【来　源】《奇效良方》。此方亦载于《普济方》。

◎ 蕤仁膏

【处　方】蕤仁霜 20g。

【制　法】将蕤仁霜用浓煎秦皮汁调和，置于瓦上，隔纸焙熟，去除中间烤焦者，涂在干净碗内，用艾叶 4g，分作 3 团，每团中放蜀椒 1 粒，燃烧起烟时，将碗覆盖在烟上，垫起四角熏之。烟烧尽后将其晒干，再研入朱砂、麝香（现用人工麝香）各 2g，用瓷瓶贮存备用。

【功　效】祛风散热，养肝明目。

【适应证】风热导致的眼睛发红，又痒又痛，时时发作。

【用　法】取麻子大，点眼内眦，每日 2 次；若是年老翳障，可以加硼砂少许。

【说　明】另一方中用蕤仁（研压去油）20g，麝香（现用人工麝香）、朱砂各 2g，每用时取少许，点眼内眦，效果也很好。

【来　源】《张氏医通》。

◎ 真珠膏（出自《证治准绳》）

【处　方】珍珠粉、甘菊、豆豉、井泉石各25g，白蜜200g，鲤鱼胆1枚，冰片10g。

【制　法】先将白蜜放入锅中煮沸，然后将其他药物打成粉状撒入锅中搅拌均匀，慢火熬成膏状。

【功　效】清热解毒，退翳明目。

【适应证】用于实热所致的眼病久不愈，视物模糊。

【用　法】用毛笔将膏药点于目内。

【禁　忌】外用，禁内服。虚寒证患者慎用。

【来　源】《证治准绳》。

◎ 真珠膏（出自《普济方》）

【处　方】珍珠末50g，贝齿（烧灰）5枚，麝香、朱砂、铅粉各0.5g，鲤鱼胆2枚，白蜜200g。

【制　法】将上药除鲤鱼胆、白蜜外，都研成粉，用鱼胆汁、白蜜调匀，小火煎熬成稀膏。

【功　效】清热泻火，明目退翳。

【适应证】用于眼虚热，目赤痛，猝生翳膜昏暗。

【用　法】每以铜箸蘸取少许点眼，每日3～4次。

【禁　忌】本方外用，不宜内服。

【来　源】《普济方》。

◎ 胜金膏子

【处　方】黄连、黄柏各300g，蕤仁40g，当归、赤芍各150g。

【制　法】将上药洗净切碎后，以水熬透，去渣再熬浓汁，候滴水成珠，膏即成，滤去渣滓。待膏稍稍冷却后，再将玄明粉 40g、樟脑 10g、麝香 2g 研末，兑入其中，用槐柳条搅拌均匀，倒入瓷瓶中，以纸封盖，数日后用小瓶收盛。

【功　效】清热消肿，明目退翳。

【适应证】用于眼目赤，翳膜攀睛，视物不见，疼痛如割者。

【用　法】每用铜箸蘸取少许点眼。

【禁　忌】本方外用，不宜内服。

【来　源】《普济方》。

◎ 摩风膏（出自《奇效良方》）

【处　方】黄芪、细辛、当归、杏仁各 50g，防风、松脂、黄蜡各 100g，白芷 125g，小麻油 200g。

【制　法】将上药切碎，入小麻油中慢火煎，待白芷颜色变黄，纱布滤去药渣，再将所滤药油加热，下入黄蜡，煎如膏状即成。

【功　效】祛风散寒，去翳明目。

【适应证】鹘眼凝睛外障。

【用　法】外摩患处。

【禁　忌】不宜内服。

【来　源】《奇效良方》。此方亦载于《审视瑶函》《普济方》。

四、口眼㖞斜内服膏

◎ 醋石榴煎

【处　方】酸石榴皮、防风、肉桂、白术、天麻、附子、赤茯苓、牛膝、赤芍、枳壳、山茱萸、羚羊角屑各50g，羌活75g。

【制　法】将上药研末，以酒5L，小火煎熬成膏，瓷器收盛。

【功　效】祛风除湿，化痰通络。

【适应证】用于中风手足不遂，口眼㖞斜，语涩垂涎。

【用　法】每次于饭前，用暖酒调下半匙。

【说　明】方中羚羊角取材于国家保护动物，现大多根据其功效改用为水牛角，但用量需大方可取效。

【注　意】附子有毒。

【来　源】《太平圣惠方》。

◎ 二青膏

【处　方】青荆芥、青薄荷各1000g。

【制　法】将上药切碎，研烂，绞取汁，于锅中慢火熬成膏。

【功　效】祛风正颜。

【适应证】主治一切偏风、口眼㖞斜。

【用　法】每服1匙，每日2次。

【禁　忌】忌动风发物。

【来　源】《本草纲目》。

五、口眼㖞斜外用膏

◎ 萆麻膏

【处　方】大萆麻子14个，巴豆（去皮）7个，麝香2.5g。

【制　法】将上药前2味捣如泥，入麝香，调匀如膏状。

【功　效】祛风正颜。

【适应证】治中风口眼㖞斜不正。

【用　法】如患左侧口眼㖞斜，则取药敷于右手劳宫穴处，用不透气薄膜盖在药饼上，如患右侧则用左手。

【禁　忌】不宜内服。巴豆有毒。

【来　源】《奇效良方》。

◎ 摩风膏（出自《普济方·卷七十六》）

【处　方】木香、当归、白芷、黑附子、防风、细辛、藁本、骨碎补、乌头、芍药、肉桂各50g，猪脂250g，牛酥、鹅脂各200g。

【制　法】将上药研为细末，以麻油250g，浸一昼夜，以文武火煎如膏，纱布滤去药渣，冷凝即成。外摩患处。

【功　效】祛风解痉。

【适应证】治风牵眼目，歪偏外障。

【用　法】每次用少许，涂摩患处。

【禁　忌】不宜内服。

【来　源】《普济方·卷七十六》。

◎ 摩风膏（出自《审视瑶函》）

【处　方】白芷、黑附子、广木香、防风、细辛、骨碎补、归身、藁本、赤芍、浓肉桂各50g，乌头75g，牛酥（即骨髓）200g，鹅脂200g，猪板油250g。

【制　法】除酥、脂、板油外，以上诸药，各为细末，用麻油250g，浸一昼夜。再入酥、脂、板油共熬，以文武火熬如膏为度，涂于患处。

【功　效】祛风明目。

【适应证】治风牵眼偏斜。

【用　法】每次用少许，涂摩患处。

【禁　忌】乌头、细辛有毒，慎用。热证不宜。

【来　源】《审视瑶函》。

◎ 天南星膏（出自《普济方》）

【处　方】南星 100g。

【制　法】将上药研末，每用适量，生姜汁 80ml 调如膏状。

【功　效】祛风解痉。

【适应证】卒暴中风，口眼㖞斜。

【用　法】将膏摊于纸上，左㖞贴右，右㖞贴左，候正便洗去。

【禁　忌】严禁内服。南星有毒。

【来　源】《普济方》。

◎ 正容膏

【处　方】蓖麻子 15g，冰片 2g。

【制　法】将上药共捣成泥。

【功　效】祛风止痉，通经活络。

【适应证】风中经络之偏风口噤，口眼㖞斜。

【用　法】每次用适量敷于患处面部，左㖞敷右，右㖞敷左，外用纱布绷带固定，每日换药。

【禁　忌】本方外用，不宜内服。

【来　源】《慈禧光绪医方选议》。

◎ 祛风活络贴药膏

【处　方】防风、白芷、僵蚕各 30g，白附子、天麻各 20g，薄荷 15g。

【制　法】共研细面，兑大肥皂 600g，蒸透和匀。

【功　效】祛风活络，化痰解痉。

【适应证】风痰阻络，口眼㖞斜，面肌掣动。

【用　法】每次用适量，外敷患处。

【禁　忌】本方药偏辛燥，适用于口眼㖞斜偏寒者。气虚血瘀或肝风内动所致的口眼㖞斜，非本方所宜。

【注　意】白附子有毒。

【来　源】《清宫配方集成》。

◎ 僵蚕全蝎敷治膏方

【处　方】僵蚕 33g，全蝎（去毒）6 个，香皂 9 个。

【制　法】共捣成泥，瓷器收盛。

【功　效】祛风止痉，化痰通络。

【适应证】风痰阻络之面肌抽动、口眼㖞斜。

【用　法】每次用适量，外敷患处，温酒或白开水和服亦可。

【禁　忌】本方药偏辛燥，适用于口眼㖞斜偏寒者。气虚血瘀或肝风内动所致的口眼㖞斜，非本方所宜。

【来　源】《清宫配方集成》。

◎ 御 风 膏

【处　方】蓖麻子 50g。

【制　法】将蓖麻子去壳碾碎，捣如膏状。

【功　效】祛风通络，除㖞正颜。

【适应证】治口眼㖞斜。

【用　法】每次取少许，涂在手心，以一茶杯置在手心蓖麻子上，倒入热水，口正则迅速取下茶杯。左㖞摊涂右手心，右㖞摊涂左手心，口眼才正，急洗去药。

【禁　忌】不宜内服。

【来　源】《世医得效方》。

六、其他五官科用膏方

◎ 葱涎膏（出自《奇效良方》）

【处　方】葱汁 100g，细辛、附子各 20g。

【制　法】上将细辛、附子研为细末。

【功　效】消散耵聍。

【适应证】治耵聍塞耳聋，不可强挑。

【用　法】以葱汁调令稀，灌入耳中。

【禁　忌】不宜内服。

【来　源】《奇效良方》。

◎ 附子补骨脂膏

【处　方】附子 30g，补骨脂 25g。

【制　法】将上药研为细末，水调如糊作膏，布摊如膏药。

【功　效】引火归元，利咽开闭。

【适应证】用于虚火上炎所致的咽喉肿痛，滴水难咽。

【用　法】贴脚心涌泉穴，外以热物熨之。

【禁　忌】实火证不宜使用。

【说　明】原书中没有方名，仅记载为“喉肿闭塞勺水不能下”，故根据方药命名为附子补骨脂膏。

【来　源】《急救广生集》。

◎ 转舌膏

【处　方】连翘、栀子、黄芩、薄荷、桔梗、大黄、玄明粉、防风、炙远志、炙甘草各 300g，水牛角 1000g，牛黄（现多用人工牛黄代替）100g，川芎、琥珀、珍珠母各 100g，石菖蒲 400g，柿霜 500g。

【制　法】上药除琥珀、牛黄、珍珠母外，余药用水煎煮，熬至药液减半，滤出药渣。然后，将琥珀、牛黄、珍珠母 3 味药研成细末，放温后再放入所研细末和白蜜 1500g 和调，再慢火煎至膏成。

【功　效】清热解毒，镇惊开窍。

【适应证】用于中风失音证。

【用　法】饭前服半匙，酒化服，每日 3 次。如不见好，稍加至 1 匙。

【禁　忌】虚证忌用。

【来　源】《寿世保元》。

◎ 当归膏（出自《普济方·卷五十六》）

【处　方】当归、木香、川木通、细辛、蕤仁各 60g，川芎、白芷各 100g（先患热后鼻中生赤烂疮者，以黄芩、栀子代当归、细辛）。

【制　法】将上药切碎，加入 1000g 羊髓中，小火煎 3 沸，以白芷色黄为度，膏即成，滤去渣滓，倒入瓷器中澄凝。

【功　效】行气活血，疏风通窍。

【适应证】用于鼻塞不利，不闻香臭。

【用　法】每次用小豆大绵裹，塞入鼻中，每日 3 次。

【禁　忌】本方外用，不宜内服。

【来　源】《普济方·卷五十六》。

第十章 其他类膏方

膏方是以中药饮片为原料，经过煎煮、浓缩、提取、制剂等工序加工而成的一种剂型。传统经典膏方具有良好的治疗和滋补功效，广泛用于内、外、妇、儿、伤、骨、五官科疾病和大病后的体虚者，不仅具有治疗作用，在滋补或调理体质方面也大有益处。传统经典膏方不仅具有补虚扶弱、调理脾胃、美容养颜等作用，还有止血、清热、安神促眠、息风止痉等作用，广泛运用于临床。

一、止血膏

◎ 神验膏

【处　方】樗白皮600g，黑豆300g，槐花75g。

【制　法】将上药放入水中，慢火煎熬，以豆熟为度，再入蜜75g。煎熬浓缩成膏，瓷器贮存，敞口两夜后再密封瓶口。

【功　效】收敛止血，泻热解毒。

【适应证】用于肠风下血，令人不食。

【用　法】每用此膏250ml，隔水蒸煮至适服温度后，慢慢吞服，每日食后及临睡前各服1次。

【来　源】《普济方》。

◎ 元霜紫雪膏

【处　方】雪梨汁、藕汁、生地黄汁、麦冬汁、莱菔汁、茅根汁、姜汁、柿霜各200g，饴糖1000g。

【制　法】将前7味药入锅中，搅拌均匀，加热煎煮，待稍稠时加入柿霜、饴糖，搅匀，浓缩至如稠膏。

【功　效】养阴清热，凉血止血。

【适应证】用于热邪伤阴、津液干涸所致的咳血吐血。

【用　法】每日3次，每服1汤匙，饭后服用，用温开水化服。

【来　源】《类证治裁》。

◎ 伏龙肝膏

【处　方】伏龙肝（为末入汁）、生地黄汁、麦冬汁、小蓟汁各50g。

【制　法】上三汁入白蜜1匙（5ml），慢火熬成膏，入伏龙肝搅拌均匀。

【功　效】凉血止血，滋阴养血。

【适应证】治吐血不止。

【用　法】每服 1 匙，噙咽。

【禁　忌】实证不宜。

【来　源】《古今医统大全》。

◎ 鼻鼵衄血方

【处　方】黄连 50g，艾叶、升麻、防风、大黄各 30g，朴硝 80g。

【制　法】上药切碎，水煮滤汁，如此 3 遍，将所滤汁液浓缩，加入蜂蜜 150g 收膏。

【功　效】清热泻火，凉血止血。

【适应证】用于鼻如喷火，鼻内出血，伴随有口干口苦、大便秘结等症。

【用　法】每服 1 匙，每日 3 次。

【禁　忌】不宜过量服用。

【来　源】《保童秘要》。

◎ 神传膏

【处　方】剪草 650g，蜜 1300g。

【制　法】将剪草洗净，晒干捣研为细末，入蜜和为膏，贮存于容器中，不得犯铁器，每日蒸 1 次，九蒸九晒为止。

【功　效】凉血止血。

【适应证】用于劳瘵吐血损肺及嗽血妄行。

【用　法】患者五更起床，面东而坐，不得语言，用药匙抄药 4 匙，口服，良久用稀粟米饮压之。

【说　明】药只需冷服，米饮亦不能大热，或吐或下不妨。若为久病肺损咯血，只一服即愈。寻常嗽血妄行，每服 1 汤匙可也。

【来　源】《本草纲目》。

◎ 坎离膏

【处　方】黄柏、知母、胡桃仁、蜂蜜各 200g，生地黄、熟地黄、天冬、麦冬各 100g，杏仁 35g。

【制　法】先将黄柏、知母、侧柏叶煎至 800ml，过滤去渣，下天冬、麦冬、生地黄、熟地黄于汁内，加水 400ml 煎汁，过滤去渣，再捣烂如泥，加水 200 ～ 400ml 将其熬熟，绞榨取汁入前药中。将杏仁、胡桃仁用水擂烂后过滤去渣，同蜂蜜一起入前汁内，置于火上煎熬成膏，贮存在瓷罐中，密封其口，入水内去火毒。

【功　效】清热养阴，凉血止血。

【适应证】用于痨瘵发热，阴虚火动，咳嗽吐血、唾血、咯血、咳血、衄血、心慌、喘急、盗汗。

【用　法】取 3 ～ 5 汤匙，空腹，侧柏叶煎汤调下。

【禁　忌】忌铜铁器。

【来　源】《万病回春》。

二、清热膏

◎ 藕蜜膏

【处　方】藕 250g，蜜 100g。

【制　法】藕去皮绞取汁，煎煮余 100g 后，加入蜜再用文火煎煮收膏即得。

【功　效】清热除烦，生津止渴。

【适应证】用于心脏烦热，口干喜饮之阴虚者。

【用　法】每服 1 匙，每日 3 次。

【禁　忌】脾胃虚寒者勿服。

【来　源】《十便良方》。

◎ 治口干除热下气方

【处　方】石膏 150g。

【制　法】先加 1500ml 水煎煮石膏，直至减为三分之二，入蜜 800g 同煎，煎至一半后过滤去渣，膏成。

【功　效】清热泻火，养阴生津。

【适应证】用于口干。

【用　法】取适量，含化，痊愈后停用。

【来　源】《外台秘要方》。

◎ 桑根白皮膏

【处　方】桑白皮 500g。

【制　法】将上药微研，以水熬透，去渣再熬浓汁，兑炼蜜 200g 收膏，瓷器收盛。

【功　效】清肺泻热，益气养阴。

【适应证】用于服金石发热渴，精神不振。

【用　法】每于饭后睡前，用本膏 10g，沸水点服。

【来　源】《普济方》。

◎ 牛黄膏（出自《素问病机气宜保命集》）

【处　方】牛黄（现多用人工牛黄代替）12.5g，朱砂、郁金、牡丹皮各

15g，樟脑、甘草各 5g。

【制　法】上药研为细末，炼蜜 40g 为丸，或为膏。

【功　效】清热凉血。

【适应证】治热入血，发狂不认人。

【用　法】每服 1 丸，水化下。

【来　源】《素问病机气宜保命集》。此方亦载于《万病回春》。

◎ 牛黄膏（出自《本草纲目》）

【处　方】牛黄（现多用人工牛黄代替）3g，蜜 10ml。

【制　法】将牛黄用蜜调和成膏。

【功　效】清热解毒，利胆退黄。

【适应证】用于初生胎热或身体黄者。

【用　法】取膏适量，用乳汁化开，时时滴儿口中。

【禁　忌】小儿形色不实者，勿多服。

【来　源】《本草纲目》。

◎ 桑叶煎

【处　方】白桑木（用生白椹者，采取软条或带叶者亦得，切碎）75kg。

【制　法】将上药放入大锅中，用水 75L，煎至 50L，再立即加水 50L，小火煎至 50L，去滓澄清，再煎至 20L，过滤，小火煎熬成膏，约有 2L，瓷器收盛。

【功　效】清热祛风，行水消肿。

【适应证】用于脚气。

【用　法】每日于空腹时，取 1 匙含化服，若呕逆不下，可混入粥中服食。

【注　意】服至第七天，当觉四肢通畅，若两脚变肿，是正常的，乃药力所致，病将痊愈的征兆。

【来　源】《普济方》。

◎ 茯苓膏（出自《景岳全书》）

【处　方】当归、白蒺藜、羌活、生地黄、熟地黄、甘草、连翘、川木通各200g，土茯苓600g。

【制　法】上药放入铜锅中，加入冷水浸泡12小时，水量以高出药面15cm为宜，先用大火将药液煮沸，再用小火煎煮，保持微沸，煎煮时应及时搅拌，并去除浮于表面的泡沫，以免药液溢出，煮2～5小时，过滤取出药液。药渣续加冷水再煎，第二次加水量淹没药料即可，如法煎煮，以3次为度，合并药液，静置沉淀，再用四层纱布过滤3次，尽量减少药液中的杂质。将煎出的药液再放在小火上煎煮蒸发浓缩，同时不断用筷子搅动药液，防止焦化，逐渐形成稠膏状。趁热用筷子取浓缩的药液滴于干燥皮纸上，以滴膏周围不见水迹为度。此谓清膏。饴糖、白蜜各1000g先行炒透，随后放入稠膏状的药液中，用小火煎熬，并不断用筷子搅拌和匀收膏。

【功　效】养血祛风，清热利湿。

【适应证】用于湿热浸淫所致的梅毒，风毒。

【用　法】每日3次，每服1酒杯，饭后服用。用温开水送服。

【禁　忌】服药期间忌房事，鸡、鱼、牛肉及辣椒、醋等发物。

【注　意】方中关木通有毒。

【来　源】《景岳全书》。

◎ 六物胡粉敷方

【处　方】干枸杞根100g，胡粉200g，干商陆根200g，干蔷薇根、炙甘草各 100g，滑石 200g。

【制　法】将上药捣研为细末、过筛，用醋 800ml 调和成膏。

【功　效】清热燥湿，收敛止汗。

【适应证】用于漏液、狐臭，症见腋下及足心、手掌、阴下、腹股沟常汗出致湿，伴特殊臭气。

【用　法】取适量，涂腋下，见汗出，更换衣服后再涂，一般涂药不到 3 次就会痊愈。若再发，再涂之，不可多敷，因其可损伤腋下之皮肤。

【来　源】《外台秘要方》。

◎ 黑　膏（出自《医宗必读》）

【处　方】生地黄 26g，淡豆豉 16g，猪油 50g，雄黄 5g，麝香 2g。

【制　法】将猪油放入铜锅中，先用大火将药液煮沸，然后放入生地黄、淡豆豉，再用小火煎煮，保持微沸，煎煮时应及时搅拌，待到锅中药物变为焦黄色时滤去药渣，然后继续用小火煎煮，放入雄黄、麝香，搅拌和匀收膏。

【功　效】透疹发斑。

【适应证】用于瘟毒发斑，呕逆。

【用　法】上述药膏为 1 天用量，分 3 次温水送服。

【禁　忌】禁服芜荑。

【来　源】《医宗必读》

◎ 黑　膏（出自《古今医统大全》）

【处　方】生地黄 130g，豆豉 80g，猪膏 500g。

【制　法】将生地黄、豆豉切碎，入猪膏中共煎，待药液减少三分之一，用纱布绞去药渣，冷凝即成。

【功　效】清热凉血，行血散血。

【适应证】治温毒发斑呕逆。

【用　法】入雄黄豆大，麝香少许，搅和匀，分三服。毒从皮中出则愈。

【禁　忌】寒证不宜。忌芜荑。

【来　源】《古今医统大全》。

三、息风止痉膏

◎ 牛黄膏（出自《保婴撮要》）

【处　方】蝎尾49枚，巴豆肉（去油）7.5g，梅花脑2.5g，辰砂10g，郁金、牛黄（现多用人工牛黄代替）、麝香各5g。

【制　法】上研为细末。

【功　效】清热化痰，息风止痉。

【适应证】壮热，咽喉涎响，或不省人事，或左右手偏搐，或唇口眼鼻颤动，此涎热内蓄、风邪外感也，宜急服之。

【用　法】每服1g，蜜水调下。

【注　意】不可过量服用。

【来　源】《保婴撮要》。

◎ 牛黄膏（出自《世医得效方》）

【处　方】牛黄（现多用人工牛黄代替）5g，水牛角20g，金、银箔各5片，甘草2g。

【制　法】将上药研为细末，炼蜜30ml后下入药末，搅拌如膏状。

【功　效】祛风定惊。

【适应证】治小儿通睛，欲看东边，则见西边事物，此肝受惊风所致。

【用　法】每服3g，薄荷汤调服。

【注　意】不可过量服用。

【来　源】《世医得效方》。

◎ 牛黄膏（出自《古今医统大全》）

【处　方】牛黄（现多用人工牛黄代替）3g，胆南星、全蝎（去毒，炒）、蝉蜕（去足）各10g，僵蚕（去嘴，炒）、白附子、防风、天麻（煨）各5g。

【制　法】上药为细末，以蒸大枣肉研膏丸，如小豆大。

【功　效】镇惊安神。

【适应证】治小儿风痫迷闷，抽搐潮涎。

【用　法】用荆芥淡姜汤调服。

【注　意】方中全蝎有毒，慎用。

【来　源】《古今医统大全》。

◎ 治谵狂大黄膏

【处　方】川大黄200g。

【制　法】将川大黄锉细为散，火炒至微红，加腊月雪水5000ml，煎煮成膏。

【功　效】泻热去积，导痰止狂。

【适应证】用于热病谵狂。

【用　法】取膏半汤匙，冷水送服。

【来　源】《本草纲目》。

◎ 一醉膏

【处　方】白酒400ml，麻油150g。

【制　法】将上 2 味药和匀，用杨柳枝 20 条，逐条搅 100 ～ 200 下，换遍柳条，直至油酒相融如膏，再煎药，以至原药的七成左右为度。

【功　效】解热安神。

【适应证】用于心神不安，或癫或狂。

【用　法】令患者将上药喝完，若是病人不配合，则强行灌入，药后病人当熟睡，或吐或不吐，醒来即愈。

【说　明】服用此方时患者可能会出现呕吐症状，此为逐邪外出，不必惊慌。

【来　源】《普济方》。此方亦载于《证治准绳》。

◎ 橄 榄 膏

【处　方】青橄榄 5000g，白矾 40g。

【制　法】将橄榄打破，于锅内煎煮，滤出捣烂，再熬至无味，纱布滤去药渣，将所滤药液加热浓缩为膏，再将白矾研为细末，下入，搅拌均匀。

【功　效】化痰开窍。

【适应证】用于痰迷心窍所致的痴呆、癫狂、羊癫疯等症。

【用　法】每日早、晚取膏 10g，温水送下。

【注　意】不宜过量服用。

【来　源】《验方新编》。

◎ 来 苏 膏（出自《瑞竹堂经验方》）

【处　方】皂角（用好肥者，无虫蛀，去皮弦）500g。

【制　法】将皂角去皮弦切碎，用酸浆水 500ml，春秋浸 3 ～ 4 日，冬浸 7 日，夏浸 1 ～ 2 日，揉取净浆。

【功　效】开窍醒神。

【适应证】治远年日近风痫心恙，中风，涎沫潮闭，牙关不开，破伤风搐，并皆治之。

【用　法】酌情频服。

【来　源】《瑞竹堂经验方》。此方亦载于《普济方》《张氏医通》《奇效良方》。

◎ 来苏膏（出自《古今医统大全》）

【处　方】皂荚（肥大不蛀者，去皮、子，净 500g，切碎，用酸浆水 400ml，春浸 3 日，夏浸 2 日，冬浸 7 日，揉取净浆，去渣）250g。

【制　法】上以净浆入砂锅内，文武火熬，以槐、柳枝条搅，熬如膏取出，摊在纸上阴干。用时取手大一块，温浆水化在盏内，扶患者坐定，用竹筒盛药水，吹在患者左右鼻内，良久涎出，奇效。

【功　效】醒神开窍。

【适应证】用于治远年近日心风卒倒，闷狂风痫，中风痰潮，牙关紧闭，以及破伤风并治。

【用　法】欲要涎止，以温盐汤服 1 ～ 2 口便止。

【禁　忌】虚证不宜。忌鸡、鱼、生冷、面、蒜等物。

【来　源】《古今医统大全》。

◎ 清热养肝和络膏

【处　方】郁金、生白术、生地黄、酒当归、僵蚕、川贝母各 120g，霜桑叶、生杭芍各 160g，羚羊角 100g，天麻、秦艽、橘红、枳壳各 80g，炒神曲 120g，甘草 40g。

【制　法】共以水煎透，去渣再熬浓汁，加入蜜 500ml 炼制为膏。

【功　效】凉肝息风，通络化痰。

【适应证】 用于肝热生风证，症见头目昏花或壮热神昏，手足拘急，烦闷躁扰，舌红苔黄，脉弦数。

【用　法】 每次服 10g，白开水冲服。

【说　明】 方中羚羊角取材于国家保护动物，现大多根据其功效改用为水牛角，但用量需大方可取效。

【禁　忌】 热病后期之阴虚风动，非本方所宜。

【来　源】《清宫配方集成》。

◎ 备 急 膏

【处　方】 制川乌 25g，轻粉 0.5g，冰片 0.5g。

【制　法】 将上药研匀，用黄牛胆汁 26ml 调成膏，瓷器收盛。

【功　效】 祛风散寒，通络止痉。

【适应证】 用于中风口噤不开。

【用　法】 每服不计时候，以温酒调下 4g，拗开口灌之。

【说　明】 方中羚羊角取材于国家保护动物，现大多根据其功效改用为水牛角，但用量需大方可取效。

【注　意】 轻粉、制川乌有毒。

【来　源】《普济方集要》。

◎ 疝气偏坠膏

【处　方】 胡椒细末 50g，麦面 100g。

【制　法】 将麦面煮成厚糊，离火，加入胡椒细末，搅匀，摊成膏。

【功　效】 行气散寒。

【适应证】 用于疝气偏坠。

【用　法】 外贴患处。

【禁　忌】不宜内服。

【说　明】书中并无方名，故根据方药主治命名为疝气偏坠膏。

【来　源】《验方新编》。

四、安神助眠膏

◎ 育神养阴安眠膏

【处　方】西洋参 60g，朱茯神 160g，酸枣仁、竹茹各 80g，生地黄、朱麦冬各 120g，生杭芍、肉苁蓉各 100g，羚羊角、五味子、甘草各 40g，远志 20g，橘红 60g，鲜青果 66 个。

【制　法】共以水煎透，去渣，再熬浓汁，兑炼蜜 1000g 收膏。

【功　效】清肝降火，养阴安神。

【适应证】用于神虚肝旺，阴热上浮之失眠，脉左寸关弦软，右关沉缓。

【用　法】每次服 1 匙，白开水冲服。

【说　明】方中羚羊角取材于国家保护动物，现大多根据其功效改用为水牛角，但用量需大方可取效。

【禁　忌】本方攻补兼施，失眠属纯实证者不宜。

【来　源】《清宫配方集成》。

◎ 茯神养阴安眠膏

【处　方】生地黄、朱茯神各 120g，生杭芍、朱麦冬、肉苁蓉各 100g，酸枣仁、石斛、柏子仁、橘红各 80g，西洋参、淡竹叶各 60g，甘草 40g。

【制　法】共以水煎透，去渣，再熬浓汁，兑蜜 1000g 收膏。

【功　效】养心益气，清肝安神。

【适应证】 用于心气素弱、肝热上浮之夜寐欠安，脉左关稍弦，右寸关沉滑。

【用　法】 每晚服 1 匙，白开水冲服。

【禁　忌】 本方攻补兼施，失眠属纯实证者不宜。

【来　源】《清宫配方集成》。

◎ 养阴清热育神膏

【处　方】 生地黄、生杭芍各 150g，肉苁蓉、竹茹、石斛、菊花各 100g，朱茯神 200g，朱麦冬 125g，木通、炒栀子、橘红各 75g，羚羊角、甘草各 50g，青果 55 个。

【制　法】 共以水煎透，去渣，再熬浓汁，兑蜜 1000g 收膏。

【功　效】 育阴清热，养心安神。

【适应证】 心虚肝旺之口中干燥，夜不能寐，左关弦，右寸关滑而近数。

【用　法】 每次服 1 匙，白开水冲服。

【说　明】 方中羚羊角取材于国家保护动物，现大多根据其功效改用为水牛角，但用量需大方可取效。

【来　源】《清宫配方集成》。

◎ 凉阴和阳育神膏

【处　方】 生地黄 500g，厚朴、陈皮各 100g，黄连 50g，栀子、当归、赤茯苓各 250g，泽泻、知母、霜桑叶、石斛各 150g，麦冬 400g，焦山楂、焦麦芽、焦神曲各 500g。

【制　法】 共以水煎透去渣，再熬浓汁，兑炼蜜 2500g 收膏。

【功　效】 凉阴和阳安神。

【适应证】 用于肝热失眠，症见烦躁易怒，口渴口苦，月经先期、量少，舌边红苔薄黄，脉弦数。

【用　法】每早晚各服 1 茶匙，白开水冲服。

【来　源】《清宫配方集成》。

◎　养阴理脾膏

【处　方】生杭芍、茯神、菊花各 150g，羚羊角 50g，全当归 125g，柏子仁 125g，枳壳、槟榔、甘草各 75g，生白术、黄芩、砂仁各 100g。

【制　法】共以水煎透，去渣再熬浓汁，兑炼蜜 1000g 收膏。

【功　效】清肝理脾，养心安神。

【适应证】用于肝经有火、肠胃气道欠舒之证，症见失眠多梦，头晕目赤，心烦口苦，脘痞腹胀，舌边红苔薄，脉左关弦数，右寸关滑而近数。

【用　法】每次服 10g，白开水冲服。

【说　明】另一方去槟榔、菊花，加人参 60g、木香 40g。方中羚羊角取材于国家保护动物，现大多根据其功效改用为水牛角，但用量需大方可取效。

【来　源】《清宫配方集成》。

◎　潜阳益阴育神膏

【处　方】生地黄、朱茯神各 150g，朱麦冬、石斛、肉苁蓉各 100g，西洋参、竹茹、淡竹叶、橘红、知母各 80g，生杭芍 125g，甘草 50g。

【制　法】共以水煎透，去渣，再熬浓汁，兑蜜 1000g 收膏。

【功　效】益阴清热，安神潜阳。

【适应证】用于上焦余热不净之口鼻干燥，惊悸失眠，左关稍弦，右寸关沉滑。

【用　法】每晚服 1 匙，白开水冲服。

【来　源】《清宫配方集成》。

◎ 和肝调胃膏

【处　方】当归、狗脊、牡丹皮、郁金、槟榔片、枳壳、茵陈、法半夏各150g，青皮75g，黄芩100g，酸枣仁250g，朱茯神200g。

【制　法】共以水煎透去渣，兑炼蜜3000g收膏。

【功　效】和肝调胃，养心安神。

【适应证】用于肝胃欠和之夜间少寐，脉左关弦缓，右寸关稍数。

【用　法】每次用1匙，白开水送服。

【来　源】《清宫配方集成》。

◎ 治心痛方

【处　方】杏仁50g，乌梅50g，大枣50g。

【制　法】大枣去核，然后与杏仁、乌梅一起捣烂为膏。

【功　效】敛肺、养心、安神。

【适应证】用于肺气不敛，肺病反侮于心所致的心痛。

【用　法】每日3次，饭后服用，用盐汤或热酒送服。

【禁　忌】实热内盛者慎用。

【来　源】《良朋汇集经验神方》。

◎ 养心安神膏

【处　方】牛心1个，牛胆1个（用小磨麻油1500g浸熬听用）。

川黄连150g，大麦冬、丹参、玄参、苦参、郁金、胆南星、黄芩、牡丹皮、天冬、生地黄各100g，潞党参、熟地黄、生黄芪、上于术、酒白芍、当归、川贝母、半夏、苦桔梗、广陈皮、川芎、柏子仁、连翘、熟酸枣仁、金钗石斛、远志肉（炒黑）、天花粉、蒲黄、金铃子、地骨皮、怀山药、五味子、枳壳、黄柏、知母、黑山栀、生甘草、木通、泽泻、车前子、红花、官桂、木鳖仁、羚羊角、镑牛角各 50g，生龟甲、生龙齿、生龙骨、生牡蛎各 100g。

生姜、竹茹、九节菖蒲各 100g，槐枝、柳枝、竹叶、桑枝各 400g，百合、鲜菊花（连根叶）各 200g，凤仙草 1 株。

【制　法】两方共用油 8000g，分熬去渣，合牛心油并熬丹收。再入寒水石、金陀僧各 200g，芒硝、朱砂、青黛各 100g，煅明矾、煅赤石脂、煅赭石各 50g，牛胶（酒蒸化）200g。俟丹收后，搅至室温，以 1 滴试之不爆，方取下，再搅千余遍，令匀，愈多愈妙。

【功　效】清心化痰，镇惊安神。

【适应证】用于心虚有痰火，不能安神者，亦治胆虚。凡老年人心怯，病后神不归舍，又少年相火旺，心肾不交，怔忡梦遗，亦有因惊而不能寐者。

【用　法】贴膻中穴。

【说　明】方中羚羊角取材于国家保护动物，现大多根据其功效改用为水牛角，但用量需大方可取效。

【禁　忌】胸有湿痰梗塞者勿用。

【来　源】《理瀹骈文》。

五、妇产科用膏方

◎ 胶蜡汤

【处　方】阿胶、蜡、黄柏各 100g，当归 150g，黄连 200g，陈仓米 2000g。

【制　法】将后 4 味药切碎后，水煮至米熟，滤取汁，浓缩后加入阿胶、蜡，收膏即成。

【功　效】清热燥湿，补虚止痢。

【适应证】用于妇女产后感染五色痢，症见脓血粪便中夹杂有多种颜色，脐下急痛，频频虚坐，脉虚无力等。

【用　法】每次服 1 匙，每日 4 次。视病情轻重，可适当增减服用剂量。

【禁　忌】纯实证、纯虚证不宜服。

【来　源】《备急千金要方》。

◎ 和肝益血调气膏

【处　方】茯苓 300g，全当归、陈皮、川芎、杭芍各 150g，扁豆、半夏曲、白术各 200g，炙甘草、厚朴、黄芩、砂仁各 100g。

【制　法】将上药切碎，水浸后煎煮，纱布滤去药渣，如此 3 遍，再将所滤药液加热浓缩，下入蜂蜜 1000g，收膏即成。

【功　效】养肝健脾，和胃化湿。

【适应证】用于肝胃不和之月经不调、量少，腹胀，情志抑郁，乏力少食，脉弦缓。

【用　法】每早晚各进 1 茶匙（5ml），开水冲服。

【来　源】《清宫配方集成》。

◎ 血竭膏（出自《冯氏锦囊秘录》）

【处　方】锦纹大黄（酒浸晒干，为末）1200g。

【制　法】用好醋 10L 将大黄煎熬成膏，制丸如鸡蛋大。

【功　效】活血通经。

【适应证】用于干血症。

【用　法】取 1 丸，热酒化开，待温，睡前服。

【来　源】《冯氏锦囊秘录》。

◎ 地 黄 膏（出自《古今医统大全·卷八十八》）

【处　方】生地黄 80g，山栀子 25g，绿豆粉 25g，粉草 30g。

【制　法】上药为末，用生地黄捣杵 80g，和好蜜 80g，以薄瓦器盛，在铜铫内煮成膏如稀糊，候冷后分入前药末，同在乳钵内再研匀，和丸芡实大。

【功　效】调和阴阳。

【适应证】用于治胎热、胎漏。

【用　法】每半丸以麦门冬汤化服。

【来　源】《古今医统大全·卷八十八》。

附录一 膏方制作与保存

膏方的制作工艺相对复杂，主要经过配方、浸药、煎汁过滤、浓缩、收膏、存放这几道工序。膏方的药效不仅仅取决于处方的合理性，也取决于膏方的制作与储存方式。只有制备工艺严格而规范，才能生产出一料好的膏方。

1. 配方

膏方所需药材根据医生开具的处方进行调配，既可以是单方，又可以是复方。一般多在汤剂处方诊治有效之后，或在病情基本稳定、辨证明确的基础上运用膏方长期防治。通常情况下，临床汤剂处方的饮片总量在 100 ～ 400g，膏方在此有效处方上将每味药物剂量增大 10 倍以上，形成有效的膏方剂量。一般膏方需要服用 1 个月以上，药量太少恐熬出的膏方不够服用，或是无法制作。若膏方药味数较少，如单味药，则通过增加药物剂量进行膏方制作。如天门冬膏，以单药天冬 6500g 熬煮制膏。

膏方中所用药材都是经炮制的符合《中华人民共和国药典》(《中国药典》) 规定的中药饮片。传统膏方中穿山甲、犀牛角等濒危动物药可通过相同功效的药物进行替代。此外，药材质量的优劣会直接影响膏方的功效，所以膏方中饮片应尽可能选用道地药材。同时需根据处方要求将细料、胶料、辅料等备齐待用。

2. 浸药

充分浸泡药物是保证饮片中有效成分溶出的关键。浸药前需将处方饮片进行检查挑拣，把胶类（阿胶、龟甲胶、鳖甲胶、鹿角胶等）及可冲服细粉类药（三七粉、羚羊角粉、珍珠粉、鹿茸粉、琥珀粉等）拣出另放留用，无须浸泡。然后把其他药物放入容量相当的洁净容器内，加水量为饮片的 8 ～ 10 倍，以高出饮片 10 ～ 20cm 为度。浸泡时间为 12 ～ 24 小时，对于质地坚硬不易浸透的药物可适当延迟浸泡时间。

3. 煎汁过滤

煎药容器一般以砂锅最佳，也可用铜锅、不锈钢锅或搪瓷锅，不可使用铁锅、铝锅，以免引起化学反应，产生副作用。将浸泡后的饮片加水至高出饮片约 1/3 高度，上火煎煮，先用大火煮沸，转为小火煎煮 1 小时左右，再转为微火以沸为度，煎煮 3 小时后即可用纱布过滤出头道药汁。再次加清水浸润原来的饮片后上火煎煮，煎法同前，得到的过滤药液则为二煎，如此再煎出第三煎药液。待至第三煎时，药液气味及颜色均已淡薄，滤净药汁后即可将药渣倒弃。若药汁仍然浓稠，还可再煎煮 1 ～ 2 次。将数次煎煮所得药液混合，静置后再次沉淀过滤，以药渣愈少愈佳。此外，煎煮过程仍需遵守处方规定的先煎、后下、包煎等方式对饮片进行操作。

对于毒性中药，矿物类、贝壳类中药，以及动物类中药，为降低药物毒性或提高有效成分的溶出，均应先煎半小时之后再与其他饮片共同煎煮；对于贵重中药（未注研细粉，人参、冬虫夏草等）和经长时间煎煮易降低药效的中药（薄荷、冰片、樟脑、麦芽、谷芽等），应单煎，后再将药渣与其他药物共煎，以充分保证药效，避免浪费；胶类中药应加适量水或黄酒隔水炖至（烊）化，备用，也可打成细粉，收膏时均匀加入。

4. 浓缩

将煎汁过滤后的药液大火煎煮以使药液中的水蒸气快速蒸发，当药汁逐渐变浓稠时，再改用小火进一步浓缩，并不停搅拌以防出现黏底烧焦的现象。以搅拌至药汁滴在纸上不散开来为度，此时方可关火暂停煎熬，所得即为清膏。

在此过程中需要严格控制好清膏的稠度，若清膏太稀则会因含水量过大导致膏方在保存过程中极易变质；若清膏太稠，则收膏时易粘锅焦煳或导致所得膏方过稠、过硬而不方便取用。

5. 收膏

将充分烊化的胶类药与糖类（如冰糖、白砂糖、蜂蜜等）倒入清膏中，糖尿病患者可使用木糖醇等甜味剂对糖类进行替代。收膏时小火慢熬，在此过程中不断搅拌。在收膏的同时，放入冲服细粉类药，要求药末极细，能在膏中充分混匀。另外，可根据需要放入核桃肉、桂圆肉、大枣、黄酒、黑芝麻等一起煎煮取汁，在收膏时一起放入可充分发挥其作用。

收膏时机是保证膏方质量的关键技术。在收膏时可根据《中国药典》2020版第四部相对密度测定法测定膏滋密度，也可按照经验判断进行收膏：一般夏天宜老、冬天宜嫩。夏天挂旗（用竹片从锅内提起，见膏滋向下滴成三角形，形似挂旗。若旗上有滴珠，提示水分尚多，仍须再熬；若挂旗大，说明膏滋熬得偏老；挂旗小，说明膏滋熬得偏嫩。）、冬天挂丝，手捻现筋丝，滴于冷水中不散但不成珠状，滴于桑皮纸上周围不现水迹等。

6. 存放

为了使膏方能在服用期间保质并充分发挥防治药力，其存放方法至关重要。成品膏剂宜存放在广口玻璃瓶或瓷罐（锅、钵）中，亦可以用瓷烧锅存放，不宜使用铝、铁锅作为盛器。现代膏方多使用小瓶储存，易于携带。此外，通过封闭包装，高温消毒等存储方式可使膏方长期保存不变质。由于膏方用药时间较长，通常可服用 1 ～ 2 个月，放置环境以阴凉干燥为宜，防止其发生霉变变质。若放在阴凉处而遇暖冬气温回升，为防霉变，应让其隔水高温蒸烊，严禁直接将膏方放在火上烧烊，否则极易造成容器爆裂和底焦。在膏方蒸烊过程中可将瓶盖拧松，不宜将瓶盖直接解开以免让锅盖的水落在膏面上，否则易形成霉点导致霉变。

附录二

膏方索引

一 画

二 画

三 画

四 画

五 画

六 画

七　画

八画

九　画

十　画

十一画

十二画

十三画

十四画

十五画

十六画

十七画

十八画